MICROBES

PTOMAÏNES ET MALADIES

ASNIÈRES. — IMP. LOUIS BOYER ET Cie, 7, RUE DU BOIS.

MICROBES
PTOMAÏNES ET MALADIES

PAR

LE Dʀ L. BRIEGER

Professeur assistant à l'université de Berlin

OUVRAGE TRADUIT DE L'ALLEMAND ET ANNOTÉ

PAR

LE Dʀ ROUSSY ET **J. WINTER**

Chef du laboratoire
de thérapeutique de la Faculté
de médecine de Paris.

Interne en pharmacie
Préparateur au laboratoire
de thérapeutique de la Faculté
de médecine de Paris

Précédé d'une Introduction

DE M. G. HAYEM

Professeur à la Faculté de médecine de Paris

PARIS
OCTAVE DOIN, ÉDITEUR
8, PLACE DE L'ODÉON, 8

—

1887

INTRODUCTION DE M. HAYEM

« Tu n'es que poussière et tu retourneras à la poussière », a dit l'Écriture. Ce sort n'est pas réservé exclusivement à l'homme ; il est partagé par tous les êtres vivants : animaux et végétaux.

Le monde minéral lui-même n'échappe pas à la loi commune ; les corps composés qu'il renferme se résolvent également en leurs éléments premiers et en un corps de structure simple, l'eau.

Cette mutation perpétuelle de la matière est une condition essentielle du maintien de la vie. Nous formons notre charpente compliquée avec les corps simples qui ont servi à constituer nos ancêtres et nous fournirons à nos arrière-neveux les matériaux de leur développement et de leur entretien.

L'œuvre infiniment grande du renouvellement incessant de la matière première a été confiée à un monde vivant, le monde des infiniment petits. Ce sera une des gloires de notre siècle d'avoir découvert ce secret de la nature.

Si les innombrables travailleurs auxquels est dévolue la mission de simplifier les corps organisés ne s'attaquaient qu'à nos cadavres, les médecins n'auraient pas à s'en émouvoir. Mais les microbes qui nous entourent de toutes parts, qui s'attachent à la surface de notre corps ou pénètrent dans nos cavités, sont constamment prêts à envahir nos tissus et notre organisme. Ils viennent nous disputer les matériaux qui leur sont nécessaires et souvent, dans la lutte pour l'existence engagée avec nous, ils deviennent la cause de nos plus graves maladies et par suite de notre mort prématurée. De là l'intérêt de cette grande question qui est en voie de renouveler la médecine : « *Microbes et maladies* ».

Par quels procédés les infiniment petits poursuivent-ils inconsciemment en nous le but qui leur a été assigné? C'est là le difficile problème que les expérimentateurs ont dû se poser.

Toutes les opérations des microbes sont la conséquence de leurs propriétés physiologiques, le résultat de leur évolution vitale. Dans un milieu minéral la réduction en leurs éléments des corps combinés est relativement simple et, cependant, elle exige déjà le plus souvent, pour être complète, l'intervention successive de plusieurs espèces de microbes.

Les faits deviennent bien autrement complexes lorsqu'il s'agit du milieu organique éminemment compliqué, représenté par le corps des animaux.

La chimie moderne, constamment en progrès, n'a pas craint d'aborder cette étude et, dès les premiers pas faits dans cette voie, elle a rendu d'éclatants services.

Récemment elle a reconnu que les corps albuminoïdes, en se décomposant sous l'influence des microbes, donnent naissance à des bases azotées, analogues aux alcaloïdes produits par les végétaux. On trouve ces corps dans les cadavres pendant les premiers jours de la putréfaction comme termes intermédiaires de groupements plus simples encore.

En raison de cette origine on les a nommés alcaloïdes des cadavres ou *ptomaïnes*. Mais on a vu bientôt que les mêmes bases alcaloïdiques ou des bases analogues pouvaient se former également dans le corps des animaux vivants devenus pour ainsi dire la proie des ferments morbides. Et, comme ces ptomaïnes sont souvent de puissants toxiques, on a été conduit à leur attribuer une grande importance dans la genèse des phénomènes qui caractérisent les maladies microbiennes.

De là aussi l'intérêt de cette nouvelle question : « *Ptomaïnes et maladies* ». Pour parler plus exactement il faudrait dire, de ce nouveau côté de la première question, les ptomaïnes pathologiques étant, comme celles des cadavres, corrélatives de l'évolution des microbes.

C'est à ces problèmes de chimie de la plus haute importance que sont consacrés les travaux de M. Brieger. On voit qu'il s'agit de recherches fort délicates, exigeant une grande compétence. L'habile chimiste étranger s'est montré à la hauteur de sa tâche et il a fait faire certainement un progrès remarquable à l'étude des alcaloïdes d'origine soit putréfactive, soit pathologique. Aussi les résultats qu'il a obtenus sont-ils de nature à provoquer les méditations des médecins.

Ils n'ont pas seulement une grande valeur scientifique; ils offrent une portée pratique incontestable que l'auteur a soin de faire ressortir lui-même dans des considérations très judicieuses.

Nous sommes si pauvres en notions solides sur lesquelles le thérapeutiste puisse faire fonds lorsqu'il cherche à sortir de l'empirisme pour édifier des pratiques rationnelles, que nous ne saurions avoir trop de reconnaissance pour les savants qui nous ouvrent à cet égard des horizons nouveaux d'une telle étendue.

MM. Roussy et Winter ont donc été bien inspirés à tous égards en entreprenant la traduction française des mémoires de M. Brieger.

J'ai plaisir à présenter et à recommander vivement leur livre au public médical. Sa lecture m'a trop intéressé pour je doute du bon accueil que lui réserveront tous ceux qui suivent avec empressement les progrès de notre science.

Ils y trouveront les qualités principales d'un travail de ce genre : l'exactitude et la clarté.

Quelques-uns y puiseront les renseignements nécessaires pour vérifier et poursuivre les travaux de l'auteur allemand, travaux qu'ils rapprocheront avec fruit des recherches entreprises en France sur le même sujet par M. Gautier.

Je souhaite que ce volume soit lu aussi bien par les élèves que par les praticiens et les savants.

Ces brillantes découvertes qui honorent notre époque doivent être connues de tous et acclamées avec un certain enthousiasme. Elles sont de nature à réconforter notre cœur et à élever notre esprit à un moment où trop de sceptiques et de blasés sont portés à désespérer de l'avenir de l'humanité.

Georges HAYEM.

PRÉFACE DE M. ROUSSY

Notre vieille médecine a traversé d'innombrables siècles tantôt soumise à la superstition, tantôt aidée seulement d'une observation grossière.

Aujourd'hui, elle a atteint cette période d'évolution où toute science est tourmentée par le même besoin, le besoin d'approfondir, de préciser et de faire ses lois.

La médecine se régénère. Armée des méthodes sévères qui ont fait faire de si merveilleux progrès aux sciences physiques et chimiques, elle s'efforce sans cesse de s'affranchir des errements de l'empirisme pour pénétrer jusque dans l'intimité même des phénomènes de la vie normale et de la maladie. Elle aussi aspire désormais à se pénétrer de la haute précision qui est l'attribut dominant des sciences mathématiques, attribut qui s'impose de plus en plus à toute les autres sciences. Et qui peut dire, en face des admirables progrès qu'elle a déjà réalisés, qu'elle ne parviendra point uu jour à exprimer l'état normal et les innombrables états pathologiques qui n'en sont que des déviations par des équations algébriques aussi exactes que celles que la physique et la chimie ont déjà établies dans leur domaine respectif.

C'est là une vue bien hardie, dira-t-on peut-être. Mais qu'y a-t-il d'étonnant? Après tout, une telle perfection n'est-elle point le but suprême que chaque ordre de connaissances s'est efforcé et doit toujours s'efforcer d'atteindre?

Cette perfection semble, du reste, être l'objet constant des préoccupations des représentants les plus éminents des sciences biologiques. Hier encore, c'était notre immortel Cl. Bernard qui cherchait à préciser le rôle de chaque organe. Aujourd'hui c'est encore Vulpian qui poursuit sans relâche cette même tâche. C'est Marey qui aspire à mesurer, et non sans succès, les actes de la vie. C'est Pasteur qui nous révèle dans les infiniment petits les principaux agents qui viennent jeter le trouble parmi ces actes. Enfin, c'est

Brieger qui nous fait entrevoir dans les *Ptomaï-*
nes par quel moyen ces infiniment petits arri-
vent à déranger, souvent même à arrêter, la machine animale, machine infiniment grande par
rapport à eux.

C'est là, jusqu'à présent, le dernier mot de la
science sur la pathogénie des maladies infectieuses.

Ces récentes acquisitions dont Brieger vient
de doter la science semblent avoir une portée
immense pour la pathogénie. Aussi, est-il très
désirable de voir entreprendre des travaux semblables en France où ce genre d'études ne parait
pas très avancé. C'est pour ces raisons que nous
avons entrepris, M. Winter et moi, de les signaler aux méditations des chimistes et des mi-
crobiologistes.

Le travail que nous livrons au public n'est
point un traité didactique, mais simplement un
ensemble de recherches, de faits positifs, de
vues nouvelles et originales que M. Brieger a
exposés dans deux monographies parues récemment en Allemagne sous les titres de *Ueber*
Ptomaïne et de *Weitere Untersuchungen über*
Ptomaïne.

L'auteur s'efforce de faire ressortir dans ces deux mémoires les rapports qui existent entre ces trois idées : *Microbes, Ptomaïnes, Maladies*.

Il établit de la façon la plus rigoureuse dans une longue série de recherches poursuivie à l'aide de nouvelles méthodes de son invention et qu'il expose en détail que les *Microbes* ont la propriété de donner naissance dans le cours de leur évolution à des *bases azotées*, espèces chimiques parfaitement définies, appelées *Ptomaïnes*. Il démontre ensuite, que ces Ptomaïnes introduites dans un organisme sain, même en quantité très minime, sont capables de faire surgir des *troubles* plus ou moins profonds pouvant aller jusqu'à la mort, troubles qui présentent souvent de nombreux rapports avec ceux observés au cours de maladies infectieuses bien connues.

Ces recherches ne se rapportent pas uniquement à la pathogénie des maladies infectieuses. Elles sont aussi du plus haut intérêt pour le toxicologiste et le médecin-légiste. Elles démontrent, en effet, à l'un et à l'autre, combien il est difficile, dans l'état actuel de la science, de différentier les *alcaloïdes animaux* des *alcaloïdes végétaux* et combien l'expert doit être circonspect, lorsqu'il est appelé à établir devant la justice s'il y a eu ou non empoisonnement crimininel.

En faisant cette traduction nous nous sommes efforcés de rendre aussi fidèlement que possible la pensée même de l'auteur, tâche toujours délicate quand il s'agit de pensées allemandes et qui a été particulièrement difficile dans le cas présent.

Cette rigueur n'a, le plus souvent, été possible qu'au détriment de la pureté et de l'élégance du style. Mais nous espérons que le lecteur nous saura plus de gré d'avoir tenu plutôt à la précision qu'à la forme.

Nous nous sommes attachés, en outre, à mettre de la clarté dans toutes les parties de ce travail, en y introduisant de nombreux titres qui en faciliteront certainement beaucoup et la lecture et l'intelligence. Nous avons ajouté aussi une table très détaillée, afin de permettre au lecteur d'avoir rapidement une vue complète sur l'ensemble des matières. Enfin, nous avons inséré un assez grand nombre de notes puisées dans des travaux tout à fait récents et d'un grand intérêt si bien que ce travail se trouve à peu près au courant de la science.

En résumé, notre but principal a été de vulgariser des méthodes et des recherches étrangères nouvelles portant sur une science absolument française et toute palpitante d'actualité, la *Microbiologie*. La communication faite sur le même sujet à l'académie de médecine par M. le professeur A Gautier (1), et cela à la veille de la publication de ce livre, les discussions animées auxquelles cette communication a donné naissance, nous portent à penser que nos efforts répondent bien à un besoin de la science.

ROUSSY

(1) *Sur les alcaloïdes dérivés de la destruction bactérienne ou physiologique des tissus animaux. Ptomaïnes et Leucomaïnes.*

MICROBES
PTOMAÏNES ET MALADIES

PREMIÈRE PARTIE

I

Le problème capital qui fait l'objet des méditations et des recherches des médecins de notre
époque est de découvrir quelles sont les forces ca-
chées, si dangereuses, qui produisent d'une façon si
mystérieuse les révolutions que l'on observe dans
l'organisme malade de l'homme et des animaux,
soit en modifiant plus ou moins, soit même en abo-
lissant complètement leurs fonctions. Le but vers
lequel la médecine actuelle dirige ses efforts est
donc de dévoiler le mécanisme intime des maladies.

On prévoit, en effet, que, lorsque l'on sera parvenu à saisir la cause initiale et le mécanisme

de chaque maladie, de nouvelles recherches ne tarderont pas à nous procurer les moyens de rendre ces maladies inoffensives.

En effet, le jour où l'on aura réussi à découvrir avec certitude, en dehors de l'organisme, la nature des germes des maladies, on pourra, à la façon du chimiste, rechercher dans des verres à expériences, quels sont les moyens les plus capables de détruire ces germes.

La doctrine qui attribue une origine parasitaire à la plupart des maladies connues se répand chaque jour davantage, grâce aux immortelles expériences de Pasteur, grâce aux recherches et aux méthodes fondamentales de Koch. Les unes et les autres servent pour ainsi dire d'étoile directrice dans les nouvelles voies que les sciences médicales doivent désormais aborder.

La connaissance exacte des propriétés biologiques de ces éléments pathogènes contribuera un jour à établir une méthode thérapeutique rationnelle. C'est là une nécessité urgente, car l'essai empirique des médicaments, si largement employé par les anciens, a trop montré son insuffisance, et d'autre part l'application à la clinique des données de la thérapeutique expérimentale a donné lieu à des inconvénients multiples.

Grâce aux procédés rigoureux de la pharmacologie expérimentale, on a bientôt trouvé dans quelque substance chimique ou dans quelque extrait végétal, une propriété physiologique qu permette de conclure à quelque effet curatif. Et dès lors, la substance est lancée dans la pratique. Malheureusement, les résultats qu'on obtient avec ce nouvel agent thérapeutique sont souvent loin de confirmer ceux de l'expérimentation. De là ce jeu continu et inquiétant pour le praticien de l'apparition subite et de la disparition tout aussi rapide de ces moyens de guérir.

La médecine, certes, ne peut se passer dans l'essai des médicaments de l'expérimentation pharmacologique, mais la considération dont celle-ci doit jouir ne sera jamais que restreinte. De même, la connaissance des causes déterminantes des maladies ne peut pas davantage permettre, à elle seule, d'établir une thérapeutique rationnelle contre ces mêmes causes.

Avant tout, l'analyse biologique doit préciser quels sont les facteurs qui, après l'invasion de l'organisme par les germes de la maladie en déterminent les symptômes si complexes et si variés. Lorsque l'on aura mis en évidence les rapports qui existent entre l'apparition des microbes dans l'organisme et les maladies qu'ils y engendrent, alors on pourra établir une thérapeutique rationnelle, c'est-à-dire une thérapeutique dirigée contre l'ennemi spécifique, en un mot une thérapeutique spécifique.

Si l'on se demande quels sont les avantages que l'on peut déjà retirer de semblables recherches pour la thérapeutique, les brillants essais d'immunité faits par *Pasteur*, *Toussaint* et *Chau-veau* sont là pour répondre.

J'ai démontré ailleurs que l'action purement mécanique des bactéries qui ont envahi un organisme ne suffit pas pour expliquer les symptômes morbides qu'il présente. J'ai fait ressortir en même temps que les microbes produisent des décompositions chimiques. C'est ainsi, que ces microbes emploient pour leur propre nutrition des éléments de l'organisme très importants pour l'économie. C'est ainsi, encore, que ces parasites produisent dans les tissus qu'ils infiltrent des processus de fermentation qui entraînent la séparation de certains produits toxiques de combinaisons complexes.

Du reste, l'étude des processus de putréfaction nous apprend que les choses se passent de la même façon, à l'extérieur de l'organisme comme à son intérieur. Cette étude avait déjà permis de signaler des faits positifs et d'une grande importance avant même qu'on ne sût opérer sur des bacilles isolés.

Nencki, est le premier expérimentateur qui ait étudié, d'une façon méthodique, les phénomènes qui se passent pendant la putréfaction et les produits qui en résultent. Les recherches des expérimentateurs qui vinrent ensuite, basées sur les siennes, se rapportent surtout aux substances aromatiques. Cependant, l'*indol*, le *phénol*, l'*ortho* et le *parakrésol*, le *skatol*, ainsi que les acides appartenant à la série aromatique ne se formant pas en quantité telle, dans l'organisme, que l'on puisse leur attribuer aucun symptôme morbide, on fût amené à rapporter ces symptômes à l'action de corps semblables aux alcaloïdes. Des médecins, des chimistes, et surtout des médécins légistes publièrent alors, toute une série d'observations qui rendaient probable la formation de ces substances au sein de l'organisme animal.

Husemann, Gussenbauer, Gröbner et plus récemment Kobert ont pris la peine de rassembler et de coordonner les travaux écrits sur la question. Ces revues nous montrent que la littérature de ce sujet est déjà bien vaste. et cependant on est obligé d'avouer qu'il n'existe pas aujourd'hui dans les sciences médicales de question aussi embrouillée et aussi pauvre en résultats positifs que celles des alcaloïdes cadavériques ou de la putréfaction.

On a bien obtenu des extraits par différentes méthodes d'épuisement. voire même quelquefois des substances cristallines. tantôt toxiques, tantôt inoffensives, mais toujours en trop petite quantité pour être spécifiées. Jamais, on n'a présenté de corps chimiquement purs, faciles à caractériser comme l'exige la rigueur scientifique.

Cependant. il est absolument indispensable, comme l'ont fait remarquer avec insistance Husemann et Dragendorff, de posséder des connaissances exactes sur les propriétés et la composition des produits basiques qui se forment dans la putréfaction, afin de pouvoir les différentier, avec une sûreté absolue, des alcaloïdes introduits dans l'organisme. Pour démontrer cette nécessité je ne ferai que rappeler les procès criminels cités par les auteurs italiens, Selmi, Ciotto, et ceux cités par les auteurs allemands, Otto, Schwarzenbach et Aebi, Th. et A. Husemann.

On a vu, en effet, dans ces procès, que l'incertitude qui régnait dans la différentiation des bases de la putréfaction et des alcaloïdes végétaux, ainsi que dans l'appréciation des différents experts, aurait pu donner lieu à des condamnations capitales.

De plus, la solution de ce difficile problème est d'une portée immense pour la pathologie et la toxicologie, et cela non pas seulement pour les raisons signalées plus haut. En effet, les phénomènes si variables que l'on voit surgir chez certains blessés, ainsi que les symptômes morbides particuliers qui surviennent après l'ingestion d'aliments gâtés, ne permettent que l'hypothèse d'une intoxication.

Ici, encore, on n'aura une connaissance complète de cette partie de la pathologie, que lorsque l'on sera parvenu à en préciser les causes génératrices, c'est-à-dire les différents produits de dédoublement dûs aux processus de la putréfaction.

II

HISTORIQUE

Bien que l'histoire des *ptomaïnes* (je nomme ainsi les produits de la putréfaction conformément à la tradition), ne date vraiment que du travail de *Nencki* qui fait époque, cependant, il n'est pas inutile de signaler ici les travaux originaux ou les revues parus avant celui de cet auteur. On verra ainsi combien il était nécessaire et important, aussi bien pour la chimie que pour la médecine, d'entreprendre sur cette question de nouvelles recherches plus précises.

A *Panum* revient le mérite d'avoir le premier isolé un poison putréfactif. Cet auteur paraît même avoir expérimenté une substance assez pure. Les effets qu'elle produisait pouvaient être comparés au venin des serpents et au curare. Ni l'ébullition, ni la volatilisation ne pouvaient la détruire ; elle était soluble dans l'eau, mais insoluble dans l'alcool absolu. Enfin il est à remarquer que cette substance occasionnait une vive inflammation de la muqueuse de l'intestin grèle.

C. O. Weber, Hemmer, Sweninger, Stich et *Thiersch* conclurent également de leurs recherches que le *poison putride* est de nature chimique, mais cela sans avoir jamais essayé de l'isoler.

Dès l'année 1866, *Dupré* et *Jones Bence* ont remarqué la présence d'une substance alcaloïdique dans toutes les parties (tissus et liquides) du corps humain et des animaux. Cette substance, alors douteuse, était retirée de ces différentes matières, au moyen de l'acide sulfurique étendu, puis isolée par l'éther de la solution rendue préalablement alcaline. La solution, faiblement acide, précipitait par l'iode·, l'iodure de potassium mercurique, l'acide phosphomolybdique, le chlorure d'or et le chlorure de platine. Ces auteurs indiquent comme caractéristique de cette substance une fluorescence bleue, surtout marquée dans les solutions sulfuriques ainsi que cela a lieu pour le sulfate de quinine. C'est pourquoi ils proposèrent le nom de *Quinoïdine animale* pour la désigner. Dupré et Jones n'ont pu arriver à isoler des quantités pondérables de cette substance à l'état pur.

En 1869, *Sonnenschein* et *Zülzer*, évaporèrent jusqu'à consistance sirupeuse, différentes macérations provenant de l'institut anatomique de Berlin, ainsi que des liquides préparés en faisant putréfier dans l'eau et dans un lieu chaud du muscle pris sur la cuisse et grossièrement divisé. Ce sirop était ensuite agité avec de l'alcool absolu froid et l'extrait alcoolique acidifié et agité avec de l'éther pour en séparer la matière colorante. L'éther était alors séparé par filtration, le résidu évaporé à 30° jusqu'à siccité, puis traité par un excès de potasse et repris par l'éther. Ce résidu éthéré qui, le plus souvent, se trouvait encore souillé de matières grasses et de produits bruns exhalant une forte odeur de putréfaction, avait une réaction très alcaline et présentait de fins cristaux microscopiques amygdaloïdes. Ces cristaux purifiés par recristallisation donnaient les réactions suivantes :

1° Précipité abondant, jaune, floconneux, par addition d'acide phosphomolybdique ;

2° Précipité brun-jaunâtre, se prenant rapidement en masse, par le chlorure de platine ;

3° Précipité jaunâtre, devenant rapidement cristallin, par le chlorure d'or ;

4° Précipité couleur Kermès, par une solution d'iode ;

5° Précipité floconneux blanc, par le tannin ;

6° Précipité abondant blanc, cailleboté, par le chlorure mercurique.

On se trouvait donc là en présence d'une base analogue à l'atropine et à l'hyosciamine.

Les propriétés physiologiques de cette substance se traduisirent, d'après ces auteurs, par les phénomènes suivants. L'instillation dans l'œil de quelques gouttes d'une solution aqueuse, amena chez

1.

le lapin et le chien une dilatation des pupilles. Injectée dans la veine jugulaire d'un lapin, elle détermina une augmentation des battements cardiaques, tandis que les mouvements péristaltiques de l'intestin furent complètement abolis chez deux sujets. Ni les excitations électriques fortes, ni les excitations mécaniques ne parvinrent à produire leur réapparition. Une seule fois, au contraire, cette injection occasionna une exaltation de ces mouvements.

Rörsch et *Fassbender* en 1871, pendant une expertise chimico-légale faite au moyen de la méthode Otto-Stas, trouvèrent dans le foie, la rate et les reins, une substance qui présentait les réactions des alcaloïdes. Les solutions acides ou alcalines de cette substance cédaient à l'éther un corps qui se comportait comme un alcaloïde en présence de l'acide phosphomolybdique, du tannin, etc. Cette substance insipide, incristallisable, formait avec l'acide phosphomolybdique, de même que la digitaline en solution, un précipité qui se colorait en gris par la chaleur et qui prenait une couleur bleue intense par addition d'ammoniaque.

Vers la même époque, *Schwanert*, en opérant avec le procédé Otto-Stas sur les intestins, le foie et la rate en pleine putréfaction provenant d'un enfant mort subitement, trouva dans l'extrait éthéré de ces organes préalablement alcalinisés, une substance liquide volatile, d'une odeur particulière. Présumant qu'il se formait une base pendant la putréfaction, il examina de la même façon les organes abdominaux d'un cadavre humain entièrement putréfiés par un séjour de 16 jours à une température d'environ 30°.

Il obtint ainsi une matière huileuse, sentant la *Propylamine*, non solidifiable, légèrement amère, qui se volatilisa peu à peu.

Le chlorure de ce corps formait comme de petites glandes cristallines blanches, déliquescentes, constituées par de petites aiguilles pointues, très solubles dans l'eau, peu solubles dans l'esprit de vin, et dégageant, par l'addition de soude, des vapeurs d'une odeur très désagréable. Ce chlorure se dissolvait dans l'acide sulfurique concentré. Cette solution, d'abord incolore, prenait insensiblement une teinte sale, brun-jaunâtre. La chaleur la faisait passer au brun-grisâtre.

La combinaison incolore que donna le sulfo-molybdate de soude, soumise à la chaleur, devint rapidement d'un bleu magnifique, puis d'un beau gris.

Le bichromate de potasse donna tout d'abord à la solution sulfurique une couleur rouge-brun qui passa bientôt au vert-pré.

La combinaison chlorhydrique se dissolvait dans l'acide nitrique en se colorant en jaune.

Avec le chlorure de platine la solution alcaline du chlorure donna un précipité jaune-sale. Ce précipité constitué par de petites étoiles hexagonales microscopiques, donna à l'analyse 31,50 p. 100 de platine.

Avec le chlorure d'or, cette solution alcaline donna un précipité amorphe jaune-pâle; avec le chlorure mercurique, un précipité blanc cristallin; avec l'iodure iodé de cadmium et de potasse, un précipité brun-clair; avec l'iodure de potassium et de mercure, un précipité blanc-sale.

Cette même solution alcaline ne donna rien avec l'iodure de potassium et de cadmium; elle se troubla sensiblement avec le tannin et laissa déposer avec le phosphomolybdate de soude un précipité jaune qui se prit en masse et que l'ammoniaque colora en bleu.

On n'a pas recherché si cette matière était toxique.

Marquardt, de son côté, trouva une substance analogue à la *Coniine*. Plus tard, *Hager* l'isola plusieurs fois et lui donna le nom de *Septicine*. Il pensait que cette substance est un mélange d'*Amylamine* et de *Caprilamine*.

Un chimiste français, *A. Gautier*, obtint aussi une *Coniine cadavérique* volatile.

L. Liebermann, en faisant l'expertise chimico-légale d'un estomac passablement putréfié, trouva une substance ressemblant à la Coniine.

L'éther enlevait cette substance aussi bien de ses solutions acides que de ses solutions alcalines. L'évaporation de l'éther la laissait sous forme de gouttelettes huileuses, jaunâtres. Le résidu final constituait une masse résineuse, jaune-brun, d'une odeur particulière, très différente de celle de la coniine, très soluble dans l'alcool sans pouvoir cependant s'en séparer sous une forme cristalline, Avec l'eau, elle donna une solution trouble à réaction alcaline. Sa saveur était légèrement acide, un peu brûlante. L'eau acidulée la dissolvait. Cette substance n'était point volatile mais elle donnait toutes les réactions de la coniine, à savoir:

1° *Solution d'acide tannique* : précipité blanc.
2° *Solution d'iodure de potassium ioduré* : précipité brun-jaune, qui passe au brun-foncé.
3° *Eau chlorée* : trouble blanc très sensible.
4° *Acide phosphomolybdique* : précipité jaune.
5° *Iodure de potassium et de mercure* : précipité blanc.
6° *Sublimé* : trouble blanc.
7° *Acide sulfurique concentré* : tout d'abord, rien; après quelque temps de repos, légère coloration rose-violacée.
8° *Acide nitrique concentré* : tout d'abord, rien; après évaporation, tache jaunâtre.

Cette substance était complètement inoffensive.

Le même estomac renfermait, de plus, des traces d'arsenic.

En 1874, dans le procès d'empoisonnement Brands-Krebs qui s'est déroulé devant les assises de Brunswick, les chimistes-légistes trouvèrent, à côté de l'arsenic, une base semblable à la coniine, que Otto considéra comme une ptomaïne. L'alcaloïde purifié par cet auteur en le faisant passer à l'état d'oxalate, dissolvant ce sel dans l'alcool, évaporant la solution alcoolique, reprenant le résidu par l'eau et agitant finalement avec de l'éther de pétrole la solution aqueuse alcalinisée, resta, après évaporisation du véhicule, sous forme d'une huile jaune-claire. Cette huile, dont la plus petite trace exhalait une odeur spéciale très désagréable, essentiellement différente de celle de la coniine, mais quelque peu semblable à celle des alcaloïdes du Lupin de Siewert, possédait une forte réaction alcaline et une saveur d'une amertume intense. Les traces de cet alcaloïde qui se volatisaient pendant l'évaporation de l'éther de pétrole à une température ordinaire, suffisaient, à elles seules, pour affecter à un haut degré les nerfs gustatifs.

La solubilité de cette substance dans l'eau (la solution aqueuse ne se troublait pas par la chaleur), son action sur les chlorures d'or, de platine, de mercure, etc., la place à côté de la nicotine. Elle s'en distingue, néanmoins, par la forme cristalline de son chlorure.

Traitée en solution éthérée par l'iode, elle ne donna pas non plus les cristaux de Roussin caractéristiques de la nicotine, mais de nombreuses petites aiguilles, d'un vert-foncé.

Cette substance était éminemment toxique. Ainsi 0,07 centigrammes injectés sous la peau d'une grosse grenouille la tuèrent presque immédiatement. D'autre part 0, 044 milligrammes administrés de la même façon à un vieux pigeon le tuèrent en une minute.

Brouardel et Boutmy, trouvèrent un alcaloïde putréfactif semblable à la coniine dans le cadavre d'une femme morte, ainsi que dix autres personnes, à la suite de l'ingestion d'oie farcie et après avoir présenté des accidents cholériformes. On a pu, du reste, constater également la présence de cette base dans ce qui restait de cette oie.

Cette base était volatile et possédait une odeur rappelant celle de l'urine de souris. Le phospho-molybdate de soude la colorait en rouge-orangé ; l'iodure de potassium iodé la précipitait en brun-kermès ; le chlorure d'or, en violet ; le tannin, en blanc. Elle se comportait donc absolument comme la coniine. Toutefois, elle s'en distinguait en ce que les vapeurs d'acide chlorhydrique laissaient sa solution incolore et en ce que son oxydation ne fournissait pas d'acide butyrique.

Elle produisait sur les grenouilles des effets toxiques qui ne furent pas précisés.

Les mêmes auteurs trouvèrent un alcaloïde semblable à la vératrine dans les organes de deux autres individus tués, le premier par l'acide prussique, le second par l'oxyde de carbone. Ce dernier avait été parfaitement congelé.

Cet alcaloïde différait cependant de la vératrine, par la coloration bleue que lui donnait le ferrocyanure de potassium, et en ce que son injection sous la peau de grenouilles ne déterminait pas les contractures musculaires qui caractérisent l'intoxication par la vératrine.

Une autre fois encore, *Brouardel* et *Boutmy* rencontrèrent dans le cadavre d'un homme mort d'une intoxication arsenicale, une ptomaïne rappelant la vératrine. L'acide sulfurique cencentré, la colorait en violet sous l'influence de la chaleur, et un mélange d'acide sulfurique et de péroxyde de baryum lui communiquait, à froid, une teinte rouge.

Cette ptomaïne n'était pas toxique.

Une base analogue fut encore trouvée par ces auteurs dans un cadavre ayant séjourné dix-huit mois sous l'eau.

Enfin, ces auteurs décrivirent une ptomaïne qu'ils retirèrent du cadavre d'un asphyxié, et qui, avec les réactifs ordinaires des alcaloïdes, donnait les colorations spécifiques de la vératrine.

Le sulfate de cette ptomaïne administré à des grenouilles, les tuait en affaiblissant et ralentissant progressivement l'activité cardiaque.

Wolkenhaar, en traitant par le procédé de Stas les intestins d'une femme dont la mort était due à l'abus de l'eau-de-vie, trouva, dans le résidu éthéré extrait de la solution alcaline, une huile jaune brunissant rapidement à l'air, et dont l'odeur rappelait celle de la tête de pavot fraîche. Cette huile basique ressemblait à la nicotine en ce qu'elle se dissolvait facilement dans l'eau, et en ce que la solution ne se troublait pas par la chaleur. Sa saveur était sans amertume et légèrement brûlante. Son chlorure donna une sorte de vernis par dessication. Contrairement au chlorhydrate de nicotine il n'a pu être obtenu à l'état cristallin.

Cette substance se distinguait encore de la nicotine par ses réactions. Avec l'iodure de potassium et de bismuth, elle donnait un précipité jaune-pâle non grumeleux. Le chlorure mercurique ne la précipitait pas, et le chlorure de platine ne la précipitait qu'au bout de quelque temps seulement. Les cristaux de Roussin ne purent être obtenus avec la solution éthérée et l'iode. Cette matière n'était pas toxique.

Ce sont les auteurs italiens qui se vouèrent avec le plus de zèle, sans en obtenir du reste de meilleurs résultats, à l'étude des *Ptomaïnes*. Eux aussi, considéraient comme suffisantes les distinctions établies par les réactions chimiques et physiologiques pour différentier les masses sirupeuses qu'ils retiraient des cadavres par des méthodes d'épuisement très variables, et auxquelles ils donnaient le nom de ptomaïnes.

Moriggia et *Battistini* soutinrent que les cadavres d'individus ayant succombé à une affection quelconque renferment, par un été chaud, plus de ptomaïnes 80 jours après la mort que peu de temps après.

Cette opinion ne repose que sur des expériences physiologiques qu'ils pratiquèrent sur des lapins et sur des grenouilles en injectant des substances retirées du cadavre, soit par l'eau pure, soit par l'eau acidulée, soit par l'éther, soit par l'alcool éthéré ou l'alcool amylique.

Ces injections produisaient une diminution dans la fréquence des battements cardiaques, un affaiblissement de la motilité et de la sensibilité, et finalement l'arrêt du cœur en systole.

C'est à *Selmi* que revient l'honneur d'avoir produit les travaux les plus nombreux et les plus importants sur les alcaloïdes de la putréfaction.

Il serait trop long de passer en revue les nombreuses publications que *Selmi* a écrites sur les ptomaïnes qu'il n'a cessé d'étudier, comme tout le monde le sait, durant toute sa vie. Cette revue n'est pas du reste indispensable, car dans aucune de ces communications il ne parle d'un seul individu chimique nettement défini.

D'ailleurs, *Husemann* a déjà donné une appréciation détaillée des travaux de Selmi que je ne ferai que signaler ici, pour mémoire.

Je me contenterai de rappeler seulement, que *Selmi* a classé les ptomaïnes qu'il a obtenues par le procédé de Stas, d'après les caractères différentiels suivants.

1° Ptomaïnes entraînées par l'éther de leur solution alcaline;

2° Ptomaïnes entraînées par l'éther de leur solution acide;

3° Ptomaïnes entraînées par le chloroforme de leur solution alcaline;

4° Ptomaïnes solubles dans l'alcool amylique.

5° Ptomaïnes ne pouvant être entraînées par aucun de ces véhicules.

Ces différents produits n'étant pas obtenus à l'état cristallin, on était exposé à les confondre avec la morphine, la coniine, l'atropine, la delphinine qui présentent les mêmes réactions chimiques et les mêmes propriétés physiologiques.

Il décrit, en outre, d'autres substances volatiles qu'il a extraites de cadavres contenant d'assez fortes proportions d'arsenic et de phosphore, mais qui ne sont pas absolument chimiquement définissables. Aussi, ne m'y étendrai-je pas davantage.

Peu de temps avant sa mort, Selmi retira pour la première fois du blanc d'œuf en putréfaction, une matière cristalline semblable aux alcaloïdes et qui produisait sur les grenouilles des effets analogues à ceux du curare. Mais il ne donne pas d'autres détails sur cette substance.

Toutes ces recherches eurent naturellement pour effet de faire naître en Italie un certain nombre de travaux. Les plus connus sont ceux de *Brugnialelli*, *Zénoni* et *Cortez*.

Ces auteurs démontrèrent, dans le maïs corrompu ou plutôt décomposé artificiellement, l'existence de poisons narcotiques et aussi d'une base semblable à la strychnine. Ces substances donnaient des précipités avec un grand nombre de réactifs d'alcaloïdes.

Selmi fit toutes ses recherches au moyen de la méthode de Stas-Otto.

D'autre part, *Dragendorf*, en appliquant à des recherches médico-légales un procédé de recherches de son invention qui est actuellement très usité, fut amené à soupçonner la présence des ptomaïnes dans le cadavre.

Spica s'est servi de ce procédé, pour extraire plusieurs ptomaïnes de l'exsudat purulent provenant de la cavité abdominale d'une femme atteinte de grossesse extra-utérine.

Trente-cinq grammes de liquide purulent retirés du vivant de cette femme, deux mois après la mort du fœtus, cédèrent à la benzine, après alcalinisation, un mélange d'alcaloïdes. L'un d'eux donna un chlorure à l'état cristallin. Aucun autre caractère n'est signalé. Les données analytiques, en particulier, font absolument défaut.

Après avoir été traitée par le benzol, cette matière purulente abandonna au chloroforme une base huileuse. Puis, l'alcool amylique isola une base analogue. Toutefois, cette dernière se différentiait de celle obtenue par le benzol en ce que sa solution sulfurique donnait, après 24 heures, une coloration bleue-verte avec le bichromate de potasse. Avec l'iodure de potassium et de mercure, elle donnait un précipité amorphe blanc-rose ; avec l'iodure de potassium iodé en excès, un précipité rouge-brun.

Ce procédé imaginé par *Dragendorf* pour isoler les alcaloïdes végétaux de leur solution acide ou alcaline au moyen du pétrole, de la benzine, du chloroforme, de l'alcool amylique, peut donc également servir, d'après son auteur et aussi d'après *Karbrich* et *Gröbner*, à extraire, des matières en putréfaction, des substances ayant les mêmes réactions que les alcaloïdes.

Enfin, on a aussi retiré des masses sirupeuses possédant des propriétés toxiques et que l'on considéra comme des ptomaïnes : 1° du sang frais de chien (*Coppola*); 2° des produits de la digestion stomacale et pancréatique (*Béchamp*); 3° enfin, de l'urine humaine (*Gautier*. *Balduino*, *Bocci* et *Schiffer*).

Un certain nombre d'auteurs se sont efforcés de trouver des signes précis pour différentier les alcaloïdes végétaux d'avec les ptomaïnes. Ils donnent comme réactifs sensibles des ptomaïnes : l'acide iodhydrique, l'iodure de potassium iodé, l'acide iodique, le ferricyanure de potassium et le perchlorure de fer, l'acide phosphomolybdique et l'ammoniaque, enfin le papier au bromure d'argent.

Tous les auteurs cités jusqu'ici appuient leurs assertions touchant l'existence d'alcaloïdes cadavériques ou ptomaïnes sur des expériences faites sur des animaux et sur des réactions chimiques, *mais jamais, ils ne se sont donné la peine d'isoler ces substances : jamais ils n'ont osé les présenter comme des individualités chimiques faciles à caractériser; jamais enfin, ils n'ont cherché à en trouver la composition*. De là le grand nombre d'alcaloïdes cadavériques que l'on a identifiés avec tous les alcaloïdes végétaux possibles. L'extrait à la glycérine dont quelques médecins se servirent autrefois pour leurs expériences, ne peut naturellement pas supporter la discussion, au point de vue chimique.

Nencki est le premier qui caractérisa un produit basique de la putréfaction comme espèce chimique. Il retira de la gélatine en putréfaction, une base capable de se combiner avec le platine. Cette combinaison se présenta sous la forme d'un sel cristallisé en belles aiguilles aplaties auquel l'analyse donna pour formule.

$$C^8 H^{11} Az$$

C'est là, la *Collidine* de Nencki. Elle constitue la première ptomaïne qui ait été isolée à l'état de pureté.

L'une des deux bases que MM. *A. Gautier* et *Etard* ont récemment isolées du maquereau putréfié, est, d'après *Nencki*, identique à sa *Collidine*. L'autre base à laquelle les deux auteurs ci-dessus assignent pour formule

$$C^9 H^{13} Az$$

est probablement de là *Parvoline*.

Les travaux de *Nencki*, de même que ceux de *Gautier* et *Etard*, étant basés sur des procédés d'investigation aussi rigoureux, aussi exacts que ceux qu'emploie la chimie, on peut dire qu'ils constituent les seules connaissances positives que nous possédions dans l'histoire des alcaloïdes de la putréfaction.

Cependant, je dois ajouter que mes propres travaux sur les ptomaïnes (j'entends par là les pro-

duits basiques de la putréfaction), commencés il y
a deux ans environ, sont assez complets et assez
parfaits pour que la question me paraisse épuisée
sur certains points. Une partie des résultats de
mes recherches a déjà été, à plusieurs reprises. pu-
bliée dans les journaux de chimie. Afin d'avoir
une vue d'ensemble des faits que je suis arrivé à
démontrer, je vais les rappeler pour mémoire.

Toutefois, avant de parler de mes propres recherches, il convient de citer encore les travaux de *Guareschi* et *Mosso* qui furent publiés en même temps
que les miens.

Ces auteurs ont retiré, de fibrine abandonnée
pendant cinq mois à la putréfaction, une huile se rési-
nifiant rapidement et agissant comme le curare.
Sa réaction était alcaline. L'analyse de son sel de
platine amorphe permit de lui attribuer la formule :

$$C^{10} H^{13} Az \quad ou \quad C^{10} H^{15} Az$$

Ces auteurs auraient également obtenu, en opérant sur des tissus animaux frais, outre de la
méthylhydontoïne, des masses sirupeuses présentant les réactions des ptomaïnes.

Les recherches publiées depuis par *Maas* et *Will-
gerodt* nous laissent de même dans l'incertitude
sur la composition des diverses substances toxiques,
partiellement cristallisées, qu'ils ont isolées par le
procédé Otto-Stas.

A la même époque, *E.* et *H. Salkowsky* ont

retiré de portions de viande et de fibrine putréfiées des produits basiques qui, de l'aveu qu'en a fait l'un d'eux dans le *Jahresberichte de Virchow*, pourraient bien n'être autre chose que des amides.

En somme, l'analyse des nombreux travaux cités ci-dessus nous prouve que l'on était bien loin encore d'avoir pénétré la nature des alcaloïdes de la putréfaction. Aussi, leur genèse était-elle entourée de la plus profonde obscurité.

Il était évident, d'après cela, que le premier problème à résoudre était d'établir, tout d'abord, s'il se forme bien des produits basiques dans les processus de putréfaction et de définir ensuite la nature de ces produits.

Pour cela, il était indispensable d'obtenir des substances parfaitement pures et d'une forme cristalline bien déterminée. Seules, ces conditions essentielles, pouvaient permettre de se faire une opinion sur la nature alcaloïdique de ces substances.

Ces résultats une fois acquis, il fallait ensuite étudier les propriétés physiologiques de ces matières et finalement rechercher de quelles parties complexes de l'organisme elles s'étaient séparées.

Il fallait, de plus, rechercher si la formation de ces substances, n'était pas considérablement modifiée, et si il ne se produisait pas des corps tout différents suivant que les processus de putréfaction se font rapidement, à haute température, ou lentement, à basse température.

Enfin, dans l'état actuel de la science, la dernière question à résoudre serait de savoir quels sont les *microbes* qui contribuent à ces dédoublements putréfactifs et de préciser le rôle qu'ils y jouent.

Mais, avant d'élucider ce dernier point il faut d'abord connaître aussi complètement et aussi exactement que possible, tous les infiniment petits, qui prennent part à ces processus de décomposition.

Cependant, quelques recherches de ce genre ont déjà été entreprises par certains auteurs. De mon côté, j'ai aussi publié ailleurs les résultats que j'ai obtenus dans cette direction.

Tels sont les différents points que je me suis attaché à étudier dans ce travail.

Parmi les nombreuses difficultés que j'ai eu à combattre, je signalerai surtout la faible quantité de *ptomaïne* que me donnait chaque opération. Cette quantité était parfois si petite que j'étais obligé d'opérer sur d'énormes masses de matière première, ce qui était, le plus souvent, fort difficile.

De plus, la méthode de Stas-Otto, de même que celle de Dragendorf que l'on emploie couramment pour extraire les alcaloïdes végétaux, ne m'ayant donné que de mauvais résultats, j'ai dû imaginer une autre méthode que l'on trouvera exposée en détail dans le cours de ce travail.

Grâce à cette méthode, j'ai pu confirmer de la façon la plus complète les affirmations des auteurs précédents, à savoir, que les substances toxiques

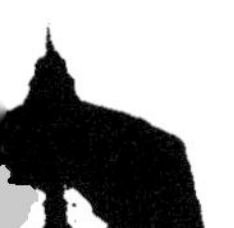

ne se produisent que dans la première période des processus de putréfaction. Plus tard, ces substances sont détruites.

C'est ainsi qu'il m'a été impossible de retrouver autre chose que de l'ammoniaque dans des matières en voie de putréfaction depuis huit ou dix jours à une haute température. J'ai pu, au contraire, déceler encore la présence de produits toxiques beaucoup plus tard, dans d'autres matières qui se décomposaient lentement, à une basse température.

III

PTOMAÏNE DE LA PEPTONE

(*Peptotoxine*)

On sait déjà que toutes les matières animales en voie de décomposition possèdent des propriétés toxiques au début de cette décomposition, c'est-à-dire, au moment où le dédoublement des matières albuminoïdes et des hydrates de carbone n'est pas encore bien avancé. Nous savons aussi que la *peptone*, un des premiers produits de transformation de l'albumine, possède également des propriétés toxiques. Schmidt-Meulheim, Hoffmeister, Fano et d'autres encore ont bien souvent constaté le fait en injectant cette substance soit dans le sang, soit sous la peau.

On peut rapprocher de la peptonisation de l'albumine au début, la formation précoce du poison qui existe dans les tissus frais d'un cadavre. Les *bactéries* produisant difficilement des décompositions aussi rapides, celles-ci sont probablement dues à l'action de ferments répandus dans tous les points de l'économie et qui entrent en jeu bientôt après la mort.

Je pensais donc qu'il fallait, tout d'abord, chercher à isoler le principe toxique de l'albumine peptonisée.

Dans ce but, je soumis pendant vingt-quatre heures à la température du sang, deux cents grammes de fibrine humide, à l'action de suc gastrique pris dans l'estomac d'un porc récemment tué.

La peptone ainsi obtenue était exempte de putréfaction et ne contenait ni indol, ni phénol ni oxacides aromatiques.

Procedé d'extraction. — Cette peptone rapidement évaporée jusqu'à consistance sirupeuse fut bouillie avec de l'alcool éthylique. Puis, le résidu laissé par l'évaporation de cet alcool fut mis à digérer pendant quelques temps dans l'alcool amylique. L'alcool amylique se chargea ainsi de substances qui se présentèrent sous l'aspect d'une masse brune, amorphe, après son évaporation.

De petites quantités de cette substance inoculées à des grenouilles accusaient déjà des propriétés toxiques.

Pour retirer de cet extrait le principe toxique à l'état de pureté, on peut procéder de la façon suivante : Traiter l'extrait par l'acétate neutre de

plomb ; filtrer la liqueur et en enlever le plomb par
l'hydrogène sulfuré ; filtrer de nouveau et agiter
la liqueur avec de l'éther, à plusieurs reprises ;
évaporer et reprendre par l'alcool amylique ; chasser
cet alcool et reprendre à nouveau le résidu par
l'eau, puis filtrer. La substance toxique se trouve
alors dissoute dans l'eau qui ne prend aucune coloration. On ne peut obtenir sa cristallisation que
par l'évaporation dans le vide et encore la chose
est difficile,

*Propriétés physiques et chimiques de la Pepto-
toxine.* — Cette substance est soluble dans l'alcool
amylique acide ou alcalin, plus difficilement à froid
qu'à chaud, absolument insoluble dans l'éther, la
benzine, le chloroforme, mais entièrement soluble
dans l'eau. Sa grande stabilité est même des plus
remarquables. Ni l'ébullition, ni un courant d'hydrogène sulfuré, ni les alcools forts ne parviennent
à la modifier.

Cette substance se comporte de la façon suivante
en présence des réactifs les plus usités des alcaloïdes.

1° *Avec l'acide phosphomolybdique et l'acide
phosphotungstique,* elle donne un précipité blanc
abondant.

2° *Avec une solution de tannin,* elle prend une coloration foncée.

3° *Avec l'iodure de potassium et de cadmium,* de
même qu'avec l'*iodure de potassium et de mercure,*
elle donne un précipité jaune compact.

2.

4° *Avec l'iodure double de cadmium et de bismuth*, elle produit un précipité rouge.

5° *Le chlorure d'or et le bichlorure de mercure* déterminent des précipités, tandis que le *chlorure de platine* n'en produit pas.

6° *L'acide iodhydrique iodé*, ainsi que la *solution d'iode*, donnent des précipités bruns.

7° *Avec le ferricyanure de potassium* et le *perchlorure de fer*, il se fait du bleu de prusse.

Sa solution aussi bien purifiée que possible et ne donnant plus la réaction du biuret est neutre.

La façon dont se comporte le réactif de Millon à son égard est caractéristique. Ce réactif produit, en effet, un précipité blanc qui, par l'ébullition, devient d'un rouge intense. On peut conclure de cela que cette solution renferme un dérivé benzinique hydroxylé ou amidé.

Propriétés physiologiques. — Quelques gouttes de solution aqueuse faible de cette substance suffisent pour tuer les *grenouilles* en 16 minutes.

Sous l'influence de ce poison les grenouilles tombent dans un état paralytique et deviennent insensibles à toute excitation. Il se fait de légères contractions fibrillaires dans les muscles des extrémités (*Extrimitätenmuskeln*). Les pupilles ne présentent aucune modification. La mort se produit peu à peu.

Cependant, dans quelques cas rares, des grenouilles auxquelles j'avais injecté des doses relati-

vement faibles, se sont peu à peu ranimées et sont
devenues finalement aussi vigoureuses qu'avant
l'expérience.

L'extrait évaporé jusqu'à consistance sirupeuse
et aussi bien purifié que possible est moins toxique.
Il faut employer de 0,1 décigramme à 0, 50 centigrammes pour tuer les *grenouilles*. La mort arrive
en 15 ou 20 minutes.

Les *lapins* pesant environ 1 kilog ne succombent
qu'à l'injection sous-cutanée de 0,50 centigrammes
d'extrait. Quelquefois même j'ai dû en employer
1 gramme pour amener la mort.

Quinze minutes environ après l'injection il se
produit graduellement une paralysie des extrémités
postérieures, l'animal tombe dans un état de de somnolence, se renverse et meurt. Toutefois, chez un
grand nombre de lapins les phénomènes ont mis
plusieurs heures pour se produire.

L'expérience citée plus haut, faite avec de la peptone fraîche, préparée au moyen de fibrine, fut
répétée 10 fois. Six fois l'extrait obtenu par l'alcool
amylique contenait encore, ainsi que le démon-
trait la réaction du biuret, des traces de peptone;
4 fois, au contraire, l'absence de réaction démontra
qu'il n'y en avait plus.

On ne peut enlever que partiellement, par l'alcool
éthylique et l'alcool amylique, la substance toxique
de la peptone incomplètement desséchée.

Le poison ne se trouvait pas à l'état pur dans les
extraits dont je me suis servi pour mes expériences.

Il semblait être mélangé à des quantités variables de divers produits impurs. Ainsi, l'on trouve régulièrement dans les extraits alcooliques, éthyliques aussi bien qu'amyliques, des quantités insignifiantes de leucine mélangée à une petite quantité de tyrosine. Leur solubilité moins grande dans l'eau permet de les éliminer peu à peu.

On peut retirer également cette ptomaïne des matières albuminoïdes putréfiées, telles que la fibrine, la caséine, la substance cerébrale, le foie, la chair musculaire.

Toutefois, si la putréfaction dure plus de 8 jours, le ou les poisons que l'on peut appeler, en attendant mieux, *peptotoxine*, vu leur origine, se trouveront détruits.

Je n'ai pu retirer qu'une seule fois, cette substance d'une demi-livre de peptone Witte sèche qui ne renfermait, ainsi que je m'en suis assuré, absolument aucune trace de produits de la putréfaction (*oxacides aromatiques*).

Dans les essais que j'ai entrepris dans la suite, encore sur la peptone Witte, il m'a été impossible de retrouver aucun poison au moyen de l'alcool amylique.

Je ferai remarquer ici que les essais d'intoxication faits avec la peptone sèche de Witte ne m'ont donné aucun résultat. C'est ainsi que de petits lapins ont pu supporter, sans manifester aucune réaction sensible, jusqu'à 20 grammes de cette peptone en injections sous-cutanées. Il en fut de même pour des grenouilles auxquelles j'ai injecté 15 grammes de cette substance dans le sac lymphatique dorsal.

Au contraire, la peptone que j'avais préparée avec de la fibrine, tuait toujours, en très peu de temps, des lapins de forte taille à la dose de 2 grammes en injection hypodermique.

D'autre part, 1 gramme 50 de ces masses brunes que j'ai retirées de la peptone au moyen de l'alcool éthylique et dont j'ai parlé plus haut, ont suffi pour donner la mort à d'autres lapins.

Pensant que ces différences de toxicité pouvaient être dues à la durée de l'action du suc gastrique, j'ai mis de la fibrine à digérer dans ce suc maintenu à la température du sang, d'une part pendant 24 heures, d'autre part pendant 3 à 4 jours, mais il m'a été impossible de retirer, par l'alcool amylique plus de substance toxique de l'une que de l'autre digestion.

Enfin, en soumettant de nouveau à la digestion artificielle avec du suc gastrique, de la peptone Witte inoffensive, il me fut possible d'en extraire par l'alcool amylique de faibles quantités de substance toxique.

Des recherches spéciales m'ont démontré que cette substance toxique ne pouvait provenir du suc gastrique employé.

Il en fut de même pour l'alcool amylique qui, comme l'a fait voir Haitinger, contient de grandes quantités de pyridine. Avant de faire servir cet alcool aux analyses, j'avais toujours soin de le purifier en l'agitant d'abord avec de l'acide chlorydrique et en le soumettant ensuite à la distillation. Dans ces conditions, il est bien évident que la substance toxique ne pouvait en provenir. Du reste, un autre fait, témoigne hautement en faveur de cette opinion, c'est que je n'ai jamais pu retirer de *peptotoxine* de l'albumine d'œuf non soumise préalablement à une digestion.

Ces recherches ont été publiées dans le « *Zèitschrifl für physiologische chemie* ». Je ne les ai pas poursuivies vu la difficulté d'obtenir à l'état cristallisé cette substance toxique ainsi que son sel double de platine, mais j'espère les reprendre sous peu.

IV

PTOMAÏNES DE VIANDE PUTRÉFIÉE

Les recherches ont porté sur la viande de cheval,
de beuf et plusieurs fois sur la chair musculaire
humaine. Les produits basiques ont toujours été
les mêmes, mais la viande de cheval en a fourni
de plus grandes quantités. C'est pour cette raison
que j'ai surtout employé cette dernière pour mes
recherches.

Ptomaïnes de viande de cheval. — *Neuridine.*
— *Procédés d'extraction.* — La viande finement
hachée doit être délayée dans une certaine quantité
d'eau et abandonnée à la putréfaction pendant 5 à 6
jours à la température d'incubation. Après ce
délai, la bouillie est portée à l'ébullition et filtrée. Le
produit de la filtration est décomposé par l'acétaté
de plomb qui y forme un précipité que l'on enlève

par une seconde filtration. Cette dernière liqueur est ensuite débarrassée du plomb par H^2S.

La liqueur ainsi obtenue est alors évaporée jusqu'à consistance sirupeuse assez fluide et épuisée par l'alcool amylique. L'extrait est plusieurs fois repris par l'eau et évaporé, puis fortement acidulé avec l'acide sulfurique et agité, à plusieurs reprises, avec de l'éther pour enlever les oxacides, etc; ensuite, il est concentré au quart de son volume pour chasser les acides gras volatiles. L'acide sulfurique est enlevé par la baryte, l'excès de baryte par l'acide carbonique, puis la liqueur est chauffée pendant quelque temps au bain-marie.

Après le refroidissement on sature la liqueur avec le bichlorure de mercure. Le précipité chloro-mercurique qui se forme est lavé avec soin et décomposé par H^2S, puis évaporé.

Tout d'abord, il se forme un dépôt de cristaux inorganiques. On les sépare par filtration et on les lave avec de l'alcool absolu.

Les deux liqueurs mélangées et concentrées laissent alors déposer de grandes aiguilles de nature organique, facilement solubles dans l'eau et dans l'alcool étendu, mais insolubles dans l'alcool absolu, l'éther, le benzol, le chloroforme etc.

On n'obtient cette substance chimiquement pure que par des cristallisations réitérées dans une faible quantité d'alcool étendu et chaud.

2e *Procédé*. — Dans le courant de mes recherches ultérieures, j'ai abrégé de la façon suivante cette manière de procéder : La bouillie putréfactive soumise d'abord à l'ébullition fut, après filtration, traitée par le chlorure mercurique. Le précipité et la liqueur filtrée furent ensuite analysés séparément.

En décomposant le précipité chloro-mercurique par l'hydrogène sulfuré et concentrant ensuite la liqueur au bain-marie, il s'y forma de longues aiguilles, bien nettes et semblables à celles de l'urée. Ces cristaux, après avoir été plusieurs fois reformés dans l'alcool, me semblèrent être une combinaison chlorhydrique d'une base encore inconnue.

Chlorhydrate de Neuridine. — Ce sel donna à l'analyse, pour la formule empirique :

$$C^5 H^{14} Az^2 H^2, Cl^2$$

les nombres concordants suivants :

	Trouvé :				Calculé :
	I	II	III	IV	
C	33.91	—	—	—	34. 2 0/0
H	9.02	—	—	—	9. 0 »
Az	—	15.66	—	—	16. 0 »
Cl	—	—	40.6	40.25	40.55 »

D'autre part, l'analyse du *sel de platine de cette substance*, cristallisé en belles aiguilles plates, m'a donné également des chiffres qui concordent avec cette formule.

	Trouvé :					Calculé pour : $C^5 H^{16} Az^2 Pt Cl^4$
	V	VI	VII	VIII	IX	
C	11.92	11.90	—	—	—	11.65 0/0
H	3.13	3.20	—	—	—	3.10 »
Az	—	—	5.5	—	—	5.44 »
Pt	—	—	—	38.17	28.06	38.49 »

Cette substance dont la formule empirique est $C^5H^{14}Az^2$ est donc la *première Diamine isolée de tissus animaux*. Les rapports qu'elle affecte avec la *Neurine*, ainsi que je l'ai démontré plus loin, m'ont engagé à lui donner le nom de *Neuridine*.

Propriétés physiques. — Le *chlorhydrate de Neuridine* est extrêmement soluble dans l'eau, insoluble dans l'alcool absolu, l'éther, le chloroforme, l'éther de pétrole, la benzine, l'alcool amylique, etc. Cependant, cette façon de se comporter dans les différents liquides énumérés ci-dessus, ne s'applique qu'à la substance pure. Chaque fois qu'elle se trouve mélangée à d'autres matières animales, elle se dissout en quantité plus ou moins grande dans tous les dissolvants ci-dessus. Aussi, en employant le procédé de Stas-Otto ou celui de Dragendorff s'expose-t-on toujours à l'entraîner avec les extraits.

Ce fait est d'autant plus important à connaître que la *Neuridine* me paraît dès maintenant, ce qui ressortira clairement de ce travail, être très répandue dans les tissus animaux les plus variés et jouer un rôle prépondérant dans les échanges nutritifs.

Par conséquent, la façon dont se comporte en présence des réactifs des alcaloïdes le *Chlorhydrate de Neuridine*, le plus facile à obtenir des sels de neuridine, appelle la plus sérieuse attention, surtout de la part des chimistes experts.

J'ai consacré moins d'attention à ce point dans mes communications antérieures et partant je n'ai pas essayé tous les réactifs des alcaloïdes employés dans les recherches chimico-légales.

Réactions. — Aujourd'hui. j'indique, dans le tableau suivant, les réactifs en présence desquels le *chlorhydrate de neuridine* réagit sensiblement.

Acide phosphotungstique	Précipité blanc, amorphe, soluble dans un excès de réactif.
Acide phosphomolybdique	Précipité blanc cristallin.
Acide phospho antimonique	Précipité blanc floconneux.
Acide picrique	Précipité se formant lentement, se transformant rapidement en belles aiguilles jaunes.
Iodure double de bismuth et de potasse	Précipité rouge amorphe.
Chlorure d'or	Précipité cristallin.

Avec les autres réactifs usuels des alcaloïdes. tels que : chlorure mercurique, iodure mercuro-potassique, iodure de cadmium et de potassium, iodure de potassium iodé. acide iodhydrique, acide tannique, ferricyanure potassique et perchlorure de fer, réactif de Fröhde, le *chlorhydrate de neuridine* ne donne ni changement de coloration ni précipité.

En chauffant ce sel avec précaution, il se sublime et semble subir partiellement, pendant cette opération, une profonde décomposition. Peut-être est-ce à cette décomposition qu'est due la coloration rouge ou bleue que présente un grand nombre des houppes d'aiguilles sublimées.

Le sel double de platine, qui cristallise en belles aiguilles parfaitement formées, est très soluble dans l'eau et peut en être précipité par l'alcool.

La base n'est pas une amine primaire, car elle ne donne pas la réaction des isonitriles d'Hoffmann.

Tant que la substance est mélangée à d'autres impuretés d'origine putréfactive, elle possède des propriétés toxiques analogues à celles de la *pepto-toxine*. Mais la substance chimiquement pure n'a plus ces propriétés. *La neuridine pure est parfaitement inoffensive.*

Constitution de la Neuridine. — Les efforts que j'ai faits pour déterminer la constitution de la neuridine n'ont encore abouti à aucun résultat concluant. Dans ce but, la combinaison chlorhydrique fut distillée avec de la lessive de soude et le produit recueilli dans l'acide chlorhydrique. Le liquide distillé fut ensuite évaporé à sec, en présence d'un excès d'HCl et l'extrait épuisé par l'alcool absolu. L'extrait alcoolique additionné d'une solution alcoolique de platine laissa déposer une combinaison platinique qui, après recristallisation dans l'eau chaude, parut être un mélange d'un nombre égal de molécules de *diméthylamine* et de *triméthylamine*.

	Trouvé :			Calculé pour : $(CH^3)^3 Az\,HCl)^2\,Pt\,Cl^4$
	X	XI	XII	
C	— 11.82	—	—	13.5 0/0
H	— 3.5	—	—	3.76 »
Az	—	—	5.5	—	27 »
Pt	—	—	—	37.7	37.28 »

D'autre part, la combinaison chlorhydrique, difficilement soluble dans l'alcool obtenue dans le dédoublement du mélange ci-dessus, est, d'après la composition de son sel de platine recristallisé dans
l'eau chaude, un *chlorhydrate de diméthylamine.*

	Trouvé :					Calculé pour : $C^2H^8Az\,HCl^2\,Pt\,Cl^6$	
	XIII	XIV	XV	XVI	XVII		
C	9.96	9.8	—	—	—	9.54	0,0
H	3.07	3.34	—	—	—	3.18	»
Az	—	—	5.65	5.78	—	5.56	»
Pt	—	—	—	—	38.96	30.96	»

Ce dédoublement en *diméthylamine* et en
triméthylamine, nous démontre que la base
$C^5H^{14}Az^2$ tout en présentant la même composition
que l'amylène-diamine n'est cependant pas identique à cette substance.

De plus, ce dédoublement me faisant pressentir
une relation quelconque entre la base $C^5H^{14}Az^2$ et
la neurine, j'ai donné à cette diamine le nom de
neuridine.

Lorsque, dans le but d'obtenir la base à l'état de
pureté, on élimine l'HCl de son chlorhydate au
moyen de l'oxyde d'argent humide, il se dégage
une odeur extrèmement repoussante qui rappelle
celle du sperme humain. Par l'évaporation le
corps ainsi obtenu, se prend en une masse géla-
tiniforme qui se décompose lentement pendant la
concentration. L'évaporation dans le vide de cette
masse gélatineuse est impuissante à produire

sa cristallisation et n'arrête nullement sa décomposition.

La même odeur désagréable prend aussi naissance en chauffant le chlorhydrate de neuridine avec une solution de potasse.

Supposant que ce produit de décomposition devait être un dérivé oxydé de la base mère, j'ai fait l'analyse de la combinaison chlorhydique, mais les résultats que j'ai obtenus n'ont pas confirmé mes vues. En effet, elle ne renfermait que 15,5 p. 100 d'Az et l'on sait que la théorie en exige 16 p. 100

La *base libre* est insoluble dans l'alcool et l'éther absolus, difficilement soluble dans l'alcool amylique, mais très soluble dans l'eau.

Elle donne des précipités blancs avec le bichlorure mercurique et les acétates basique et neutre de plomb.

Autres Ptomaïnes de la viande putréfiée. — Procédés d'extraction. — La viande putréfiée ne donne pas seulement que de la neuridine. Les eaux-mères d'où s'est déposé le chlohydrate de neuridine, après avoir subi une concentration, ont encore des propriétés toxiques.

On peut se servir avec avantage des procédés suivants pour séparer ces différentes bases toxiques.

1er *Procédé.* — Après avoir fait évaporer l'alcool, traiter la liqueur réduite à l'état sirupeux par l'acétate basique de plomb pour entraîner le reste de neuridine ainsi que les matières colorantes. Filtrer et débarrasser le produit de la filtration du plomb qu'il renferme par H²S. Enlever la peptotoxine par le chlorure mercurique. Séparer par une nouvelle filtration le précipité mercurique et précipiter le mercure que peut encore contenir le liquide par un courant d'hydrogène sulfuré. Refiltrer la liqueur et l'amener à l'état sirupeux. Épuiser alors ce résidu sirupeux par l'alcool absolu, à plusieurs reprises. Séparer les parties insolubles par une filtration et concentrer la liqueur alcoolique de nouveau jusqu'à consistance de sirop. Reprendre ce sirop par l'eau et traiter la liqueur par une solution aqueuse de chlorure de platine qui en précipite un sel double.

Dans ces derniers temps j'ai abandonné ce procédé complexe pour adopter le suivant qui est plus simple.

2ᵉ *Procédé*. — Faire bouillir simplement les eaux-mères avec du charbon animal; évaporer et épuiser plusieurs fois avec de l'alcool absolu. Répéter l'ébullition avec le noir animal, ainsi que l'extraction avec l'alcool absolu jusqu'à ce que l'on obtienne une solution alcoolique presque incolore. Alors seulement ajouter à la liqueur du chlorure de platine qui y forme un précipité chloroplatinique. Décomposer ce précipité par l'H²S et évaporer le liquide. Autant que possible, compléter l'évaporation dans le vide.

Le résidu est enfin traité par l'alcool absolu dont l'évaporation donne bientôt naissance à un dépôt de petites aiguilles.

Névrine putréfactive. — Cette substance ayant des propriétés physiologiques, physiques et chimiques identiques à celles de la névrine, je lui donne, en attendant mieux, le nom de névrine putréfactive.

Ces aiguilles se liquéfient facilement à l'air. Elles présentent, même en petite quantité, des propriétés toxiques extrêmement intenses.

Propriétés physiologiques. — 1° *grenouilles.* — *Action sur le système nerveux.* — Le chlorhydrate de cette base injecté, à la dose de 2 à 5 milligrammes, dans le sac lymphatique du dos de plusieurs grenouilles, détermine un état paralytique dans l'espace de 2 à 5 minutes. L'action se manifeste tout d'abord dans les membres antérieurs qui s'allongent le long du corps. A ce moment seulement les membres postérieurs s'allongent sensiblement.

Au début, la grenouille réagit encore aux excitations mécaniques, électriques et chimiques, puis finalement, ces légers mouvements de défense disparaissent également. Cependant, les contractions de divers groupes musculaires, perceptibles à la suite des excitations, prouvent que les réflexes ne sont pas complètement éteints.

Action sur le cœur. — Si l'on met à nu le cœur d'une grenouille arrivée à son maximum de paralysie, on le voit encore battre, même lorsque la respiration a cessé. Mais insensiblement son activité diminue et finalement il s'arrête en diastole.

Si l'on suit, sur le cœur mis à nu, les effets que produit le poison injecté dans le sac lymphatique dorsal, on voit apparaitre immédiatement après l'injection une fréquence et une énergie des battements cardiaques plus grandes qu'avant l'injection. Puis, les contractions se ralentissent peu à peu ; la diastole est plus longue que la systole ; les intervalles de repos se prolongent de plus en plus jusqu'à arrêt complet du cœur qui se fait en diastole.

Cependant, des excitations mécaniques et électriques parviennent encore, au début de l'arrêt, à ranimer son activité, mais au bout d'un certain temps le cœur ne réagit plus du tout à ces excitants. Toutefois, de petites doses d'atropine suffisent toujours pour ramener les contractions.

Les grenouilles atropinisées ne résistent pas toujours, il est vrai, à ce toxique.

De fortes grenouilles ne manifestent que lentement les effets déterminés par l'injection de 1 milligramme de substance dans leur sac dorsal, elles y résistent même, mais 2 milligrammes donnent la mort, sans exception, à la suite des manifestations signalées plus haut.

2° *Mammifères. — Caractères communs. —* Lorsque l'on injecte ce poison sous forme de chlorhydrate dans l'organisme des mammifères, les réactions qu'il y détermine se déroulent dans un ordre tout à fait typique. De plus, cette intoxication se présente avec le même cachet chez toutes les espèces animales soumises à l'épreuve (*souris, cobayes, lapins, chats*).

Caractères différentiels. — Il n'existe de différences entre ces classes d'animaux que sur leur degré de sensibilité pour ce poison. A ce point de vue les différences sont profondes.

Ainsi, les chats, jeunes ou vieux, réagissent avec beaucoup de netteté à des doses de quelques milligrammes seulement, alors que les mêmes doses n'altèrent en aucune façon l'équilibre physiologique des cobayes.

Les lapins eux-mêmes ainsi que les souris surmontent les effets toxiques plus rapidement que les chats. Il faut 0,005 milligr. de substance pour rendre visibles les symptômes d'empoisonnement chez des lapins pesant 1 kil. et il faut arriver à la dose de 0,04 centigr. pour amener la mort avec son cortège de phénomènes typiques.

Vu la difficulté d'obtenir des quantités considérables de substance chimiquement pure, je me suis trouvé dans l'obligation de limiter au lapin seulement l'étude approfondie de ce poison.

Action sur les sécrétions. — L'absorption du poison se manifeste immédiatement, chez le *lapin* comme chez les autres animaux, tout d'abord par une humectation intense des narines et de la fente de la lèvre supérieure ; puis apparaissent des mouvements de mastication et de déglutition suivis aussitôt de gouttes épaisses qui suintent de l'angle labial et tombent lentement à terre sous forme de fil mucilagineux et visqueux. C'est là le début d'une salivation abondante, d'abord visqueuse, puis fluide et à réaction alcaline. Cette salivation persiste jusqu'à la mort de l'animal. Son intensité dépend moins de la force de l'animal que de la dose de la substance toxique injectée.

Peu de temps après l'apparition de la salivation on remarque une sécrétion plus abondante qu'à l'état normal de la muqueuse nasale et des glandes lacrymales. Cette dernière cependant, s'arrête au bout de fort peu de temps.

Bientôt, les fonctions respiratoire et circulatoire éprouvent de grands embarras.

Action sur la respiration. — Que la dose injectée soit forte ou faible, la respiration augmente de fréquence au début, les mouvements respiratoires deviennent plus marqués, les animaux inspirent de toute la force de leurs muscles, la tête se renverse en arrière, la bouche s'ouvre largement et les narines se dilatent. Cette dyspnée change peu à peu de caractère : dans les derniers moments de la vie, la respiration devient irrégulière, superficielle et aussi moins fréquente.

Action sur la circulation. — Du côté de la circulation, voici ce qui se passe : immédiatement après l'injection, les contractions cardiaques deviennent extrêmement fréquentes, si bien, qu'il devient impossible de compter le pouls. Mais bientôt cette activité diminue d'une façon constante jusqu'à un certain point. De même que chez la grenouille, les battements du cœur sont très forts au début, bientôt cette énergie se paralyse, les pulsations s'affaiblissent progressivement jusqu'à ce qu'enfin le cœur, dilaté et tendu, s'arrête subitement en diastole. La diminution de la pression sanguine marche de pair avec ces phénomènes. L'activité cardiaque persiste encore alors que toute respiration a cessé.

La ligature du nerf vague, pratiquée quand l'animal est intoxiqué, n'influence plus le cœur. Aussi, le myocarde réagit-il en tout temps sous les excitations extérieures et l'application directe du toxique est-elle impuissante à produire sa mort.

Action sur l'iris. — Les pupilles présentent souvent un rétrécissement remarquable à la suite de l'injection. Mais le phénomène est beaucoup plus constant après l'instillation dans l'œil d'une solution concentrée. Dans ces conditions, il a presque toujours lieu.

Action sur le tube digestif. — Les intestins sont aussi, assez rapidement, le siège de violents mouvements péristaltiques qui occasionnent des évacuations continues, d'abord consistantes, puis liquides. A ce tableau s'ajoutent encore des émissions de sperme et d'urine.

Si, à ce moment de l'expérience, on ouvre la cavité abdominale on peut voir çà et là des contractions tétaniques s'étendre sur une surface plus ou moins grande de l'intestin.

Action sur la rate. — La rate est fortement contractée; sa surface présente un aspect rugueux.

Toutefois, il est à remarquer qu'aucune contraction n'a pu être observée ni sur la vessie, ni sur
l'utérus.

Des lapines arrivées à un état de gestation très
avancé n'ont jamais avorté, même après l'injection
de fortes doses de poison.

Action sur le système nerveux. — Ce n'est qu'en
administrant des doses mortelles que l'on voit sur-
venir de fortes convulsions cloniques, suivies
bientôt de la mort. La respiration artificielle peut,
dans une certaine mesure, amender ces convulsions et même retarder la mort. Mais elles revien-
nent malgré elle et cela nous indique suffisamment que les convulsions ne sont pas d'origine respiratoire.

Il se produit en outre, au cours de l'intoxication,
un état de faiblesse tout à fait frappant : la marche
devient chancelante, les extrémités postérieures
refusent tout service. les extrémités antérieures
glissent sans force sur le sol, si bien, que même
avant l'apparition des convulsions, on voit les animaux attérés, dans un état de collapsus complet.

La contraction pupillaire est constante chez le
chat, contrairement à ce qui arrive chez le lapin. De
plus, cet animal présente les phénomènes les plus
remarquables : ses pattes antérieures, sèches avant
l'expérience, se couvrent de sueur; en même temps
la sécrétion salivaire augmente. Cette sueur que

l'intoxication produit en grande abondance est constamment alcaline.

Antidote de la névrine putréfactive. —. L'atropine est l'antidote le plus remarquable de ce poison putréfactif. Quelle que soit l'abondance de la salivation et l'intensité des convulsions, une petite quantité d'atropine administrée en injection sous-cutanée fait, le plus souvent, disparaître ces phénomènes. Elle fait aussi disparaître la contraction si frappante des pupilles.

Au contraire, il a été impossible de modifier l'intoxication par l'atropine au moyen de la base putréfactive ci-dessus.

Administré à l'*intérieur* ce poison agit de la même façon. Mais pour obtenir les mêmes phénomènes que par l'injection hypodermique il faut au moins décupler la dose.

Analogie de la névrine putréfactive avec la muscarine, la névrine du cerveau, etc. — Les manifestations exposées ci-dessus ressemblent de tous points, on le voit, à celles qui se produisent dans l'intoxication par le principe actif de l'ammanita muscaria, la *muscarine*, signalées pour la première fois par Schmiedeberg et Koppe.

L'analyse du sel double de platine obtenu avec cette base putréfactive ne m'a pas, tout d'abord, donné des éclaircissements suffisants sur sa composition. C'est ainsi que j'ai été porté à étudier de plus près les propriétés physiologiques des corps voisins de la *muscarine* connus jusqu'à ce jour.

La *Névrine* est l'un des corps qui se rapprochent le plus de la muscarine. Elle jouit. d'ailleurs, d'une certaine importance dans l'économie animale, car elle constitue l'un des éléments de la *lécithine* qui est si répandue dans l'organisme. Aussi, ai-je déjà établi dans mes premières communications faites à ce sujet, que la névrine doit contribuer, d'une façon ou d'une autre. à former les bases putréfactives.

On sait que *Schmiedeberg* et ses élèves ont démontré que la névrine était identique à **différents** corps désignés par quelques auteurs sous les noms de *choline, sincaline, amaniline. Hoppe-Seyler*. de son côté. soutient la même opinion. Cependant, les assertions de *Liebreich* 'ne concordent pas avec cette manière de voir. Cet auteur, en effet, en décomposant par l'hydrate de baryte le *protagon* qu'il avait retiré du cerveau, obtint un chlorhydrate cristallisé en fines aiguilles brillantes comme la soie et très hygroscopiques. Il en appelle la base *né-rrine*. et assigne à son sel de platine qui cristallise en tablettes hexagonales superposées. la formule

$$C^5 H^{14} Az Cl Pt$$

Cette névrine tirée du protagon est, d'après *Lie-breich*, différente du produit de la décomposition du jaune d'œuf auquel il donne le nom de *biliné-rrine*. Elle peut cependant se convertir en ce dernier produit en fixant une molécule d'eau.

Bäyer considéra d'abord la névrine de *Liebreich*

comme un mélange de trois bases, en s'appuyant sur les analyses de sa combinaison platinique. Mais, dans le cours de ses recherches ultérieures, au lieu d'opérer sur le sel de platine qui est difficile à purifier, il opéra sur le sel double d'or plus facile à traiter, et put alors assigner, au sel d'or et de choline retiré, par Strecker, de la bile de porc, la formule :

$$C^5 H^{14} O Az Cl, Au Cl^3$$

et au sel d'or et de neurine, la formule

$$C^5 H^{12} Az Cl, Au Cl^3$$

Donc, d'après *Bäyer*, la *choline libre* doit être représentée par la formule :

$$C^5 H^{15} Az O^2$$

et doit être considérée, à partir de ses composants, comme un *hydrate d'oxyde de triméthyloxethylammonium*, tandis que la *névrine*, qui a pour formule :

$$C^5 H^{13} Az O$$

serait l'*hydrate d'oxyde de trimethylvinylammonium*. Alors que la *base oxéthylammonique*, c'est-à-dire la *choline*, se trouve comme élément de la lécithine (Diakonow) dans tous les points de l'économie animale, la *base vinylique*, c'est-à-dire la *névrine*, ne pourrait être constatée, d'après Liebreich, que dans le protagon du cerveau.

Je tiens à faire remarquer ici que mes recherches personnelles confirment la distinction rigoureuse établie entre la base oxéthylammonique que je désigne sous le nom de choline *et la base vinylammonique à laquelle je conserve, comme l'a déjà fait Bäyer, la dénomination de* névrine.

Sous le nom de *névrine*, le commerce livre une préparation qui, pendant longtemps, a joui d'une grande vogue contre la diphthérie.

La parenté que présente avec la muscarine la base vinylique que je nomme névrine me poussant à étudier ses propriétés physiologiques, je voulus m'assurer d'abord si le produit du commerce lui était indentique. J'entrepris donc, dans ce but, des recherches chimiques et voici les résultats qu'elles me donnèrent.

Analyse de la névrine du commerce. — La solution chlorhydrique de la névrine du commerce, qui renferme 10 0/0 de substance active, est décomposée par le chlorure d'or ou de platine qui y produisent immédiatement un précipité; ce précipité est d'autant plus abondant que cette préparation est plus ancienne.

Ces sels doubles se dissolvent très difficilement, même dans l'eau bouillante.

La combinaison platinique cristallise en beaux octaèdres très bien formés.

Le sel double de platine obtenu avec une préparation faite depuis six mois renfermait une quantité notable d'eau de cristallisation tandis que les combinaisons platiniques obtenues avec des échantillons de névrine récemment préparés n'en renfermaient aucune trace.

Le sel d'or cristallise en prismes aplatis.

Le *sel double de platine* donna après **trois** recristallisations, les nombres suivants à l'analyse :

	Trouvé					Calculé pour : $(C^5 H^{12} Az)^2 Pt Cl^6$	
	XIX	XX	XXI	XXII	XXIII		
C	20.72	20.86	—	—	—	28.58	0/0
H	4.70	4.74	—	—	—	4.12	»
Az	—	—	4.33	—	—	4.80	»
Pt	—	—	—	33.56	33.62	33.96	»

L'analyse du *sel double d'or* fournit, pour la formule :

$$C^5 H^{12} Az\, Au\, Cl^4$$

les chiffres suivants qui sont très concordants.

	XXIV	XXV	XXVI	XXVII	Quantités	0/0
Az	3.24	—	—	—	3.29	
Au	—	46.40	46.38	—	46.35	»
Cl	—	—	—	33.56	33.41	»

Les chiffres fournis par l'analyse du sel de platine ne sont pas très concordants. Cela peut être dû à deux causes : 1° à ce qu'il existe encore une petite quantité de matière étrangère : 2° à une décomposition partielle du sel de platine pendant les recristallisations dans l'eau chaude. Il semble, en effet, que les subtances appartenant à ce groupe de corps soient très instables.

Présence de la choline dans la Névrine du commerce. — La névrine du commerce renferme, en outre, des quantités plus ou moins grandes de choline ou hydrate d'oxyde de triméthyloxéthylammonium qui a pour formule :

$$(CH^3)^3 AzOH \cdot C^2H^4OH$$

Elle est reconnaissable à la grande solubilité dans l'eau de son sel de platine qui cristallise en paillettes.

Deux analyses faites dans le but de vérifier l'identité de ce sel de platine $(C^3H^{11}AzO)^2 Pt Cl^6$ avec celui de la choline donnèrent les résultats suivants :

	Trouvé :		Calculé :
	XXVIII	XXIX	
C	19.20	19.40	19.41 0/0
H	4.63	4.60	4.53 »

En décomposant par l'hydrogène sulfuré le sel double d'or et de névrine, reconnu bien pur à l'analyse, il se forme par évaporation un résidu qui est du *chlorhydrate de névrine* chimiquement pur.

Propriétés physiologiques du chlorhydrate de névrine du commerce. — L'intoxication qu'il détermine chez les *grenouilles* et chez les *lapins* se manifeste par les mêmes phénomènes que celle produite par la base toxique retirée des produits de la putréfaction et étudiée plus haut (névrine de la putréfaction). Il suffit également d'introduire dans l'organisme d'un lapin pesant 1 kilo la dose de 4 millig. de ce chlorhydrate pour voir apparaître la salivation caractéristique et les troubles profonds de la respiration et de la circulation dont il a déjà été question. Ici, encore, l'atropine suspend la salivation et les convulsions et fait disparaître le rétrécissement de la pupille que l'on a fait naître par l'instillation d'une solution du toxique.

Concordance entre la Névrine putréfactive et la Névrine du commerce. — En un mot, les deux bases possèdent des propriétés physiologiques d'une concordance parfaite. Cette concordance existe également, ainsi que j'ai pu l'établir en opérant sur de grandes quantités de viande, entre les propriétés physiologiques et chimiques du chlorhydrate et du platinate de la ptomaïne étudiée plus haut d'une part, et les propriétés physiologiques et chimiques des sels correspondants de névrine pure d'autre part. C'est ce qui résulte, en effet, des faits exposés ci-après.

D'abord, les chiffres suivants donnés par l'analyse du sel double de platine et de base putréfactive se rapprochent beaucoup de ceux de la formule du sel double de platine et de névrine. $(C^5H^{12}Az)^2PtCl^6)$.

	Trouvé :			Calculé :	
	XXX	XXXI	XXXII		
Pt	33.45	33.50	—	33.96	0/0
Az	—	—	5.2	4.8	»

'Ensuite, la forme cristalline et la solubilité du sel de platine soumis à l'analyse tend aussi à démontrer son identité avec le sel de platine de la névrine.

Enfin, les divers réactifs des alcaloïdes donnent les mêmes réactions en présence des chlorhydrates des deux bases. Ces réactions sont réunies dans le tableau suivant :

Acide phosphomolybdique	Précipité blanc cristallin insoluble dans un excès.
Acide phosphotungstique	
Acide phospho antimonique	Précipité blanc volumineux.
Iodure de mercure et de potassium	Id. blanc jaunâtre volumineux.
Iodure de bismuth et de potassium	Id. rouge amorphe.
Iodure de cadmium et de potasse	Id. blanc.
Iodure de potassium iodé	Id. brun amorphe.
Acide iodhydrique	Id. id.
Acide tannique	Précipité volumineux blanc sale.
Chlorure mercurique	Précipité blanc grumeleux.

D'après ce qui précède il n'est plus possible de conserver aucun doute sur l'identité de la Ptomaïne et de la base vinylique, c'est-à-dire, la Névrine.

Origine de la Névrine putréfactive. — L'existence de cette dernière substance n'ayant encore jamais été signalée dans les tissus animaux frais, excepté cependant dans le cerveau, et ici, la chose est douteuse, il n'est pas possible d'expliquer sa formation dans les tissus, putréfiés autrement que par la séparation, sous l'influence des *Bactéries de la putréfaction*, d'une molécule d'eau de la *base oxyéthylique* c'est-à-dire de la choline.

Cette *parenté entre la névrine et la choline* m'engagea à étudier moi-même très exactement les propriétés physiologiques et chimiques de cette dernière substance.

La *Choline* que j'ai employée a été préparée soit par synthèse, d'après le procédé de Wurtz, soit par saponification du jaune d'œuf au moyen de l'eau de baryte.

Afin de ne laisser aucun doute sur la pureté chimique des produits que j'ai employés je donne ci-après les résultats que j'ai obtenus par l'analyse du *platinate de choline* préparé par synthèse.

Ce sel me donna :

	Trouvé :	Calculé :
	XXXIII	
Pt	31.59	31.87 0/0

Dans la *Choline* retirée du jaune d'œuf j'ai trouvé :

	XXXIV	XXXV	Calculé :
Pt	31.93	31.76	31.87 0/0

Je dois faire remarquer ici que le sel de platine de la choline renferme toujours une quantité d'eau plus ou moins grande qu'il n'abandonne pas complètement, en présence de l'acide sulfurique, mais seulement à une température de 110°. Ce fait explique un certain nombre des contradictions

analytiques émises par plusieurs des auteurs qui
ont étudié cette question.

Il est à remarquer aussi que le sel de platine
de la choline naturelle s'électrise fortement par
le frottement, et que la choline artificielle ne jouit
pas de cette propriété.

Les relations intimes de la *Choline* et de la
Névrine me portèrent à étudier les réactions que
produisent les réactifs des alcaloïdes en présence
du chlorhydrate de choline. Il peut arriver que l'on
se trouve en présence de la choline en faisant
l'examen de matières putréfiées. Dans ce cas la
connaissance de ses réactions aura certainement sa
valeur. Elle facilitera, en effet, la comparaison des
réactions de la *Névrine*, de la *Neuridine* et de la
Choline.

TABLEAU DES RÉACTIONS DU CHLORYDRATE
DE CHOLINE

Acide phosphotungstique	Précipité blanc insoluble dans l'eau, devenant cristallin par le repos.
Acide phosphomolybdique	Précipité volumineux.
Acide phospho antimonique	Précipité blanc caillebotté
Iodure mercuro-potassique	Id. jaune cristallin.
Iodure de bismuth et de potassium	Id. rouge amorphe.
Iodure de potassium iodé	Id. brun grumeleux.
Acide iodhydrique	Id. id. id.
Chlorure mercurique	Id. blanc grumeleux.
Acide tannique	Rien

Comme on peut le voir, la choline ne précipite pas l'acide tannique, tandis que le chlorhydrate de névrine le précipite abondamment. Inversement, le chlorhydrate de névrine ne donne rien avec l'acide phosphotungstique, tandis que le chlorhydrate de choline le précipite abondamment.

Jusqu'à ces derniers temps, la choline fut considérée comme une substance identique à la Névrine. Cette manière de voir n'est donc pas justifiée comme le prouvent mes recherches. La récente communication que *Glause* et *Luchsinger* ont faite, à un point de vue différent, peu de temps avant mes observations, confirme mon opinion.

Propriétés physiologiques du chlorhydrate de choline. — L'intoxication par le chlorhydrate de choline se traduit par des signes analogues à ceux que produit la *Muscarine* déjà décrits à propos de la base vinylique ou Névrine. Dans tous les cas, l'empoisonnement se manifeste d'abord par de la salivation suivie bientôt de tous les autres phénomènes énumérés plus haut; ici encore, l'atropine suspend de la façon la plus précise, les effets toxiques déterminés par la choline.

Il faut administrer une dose de substance relativement forte pour arriver à produire des effets toxiques. Cela nous fait parfaitement comprendre pourquoi ceux-ci, ont passé inaperçus.

Une série d'essais comparatifs m'a démontré qu'il faut injecter sous la peau environ 1 décigramme de chlorhydrate de choline pour un lapin

de 1 kilo, si l'on veut obtenir les mêmes phénomènes qu'avec une injection de 5 milligrammes de
chlorhydrate de névrine.

Pour donner la mort à un lapin du même poids
il faut atteindre la dose de 50 centigrammes de
chlorhydrate de choline, tandis que l'on atteint le
même but avec une dose de chlorhydrate de
névrine 10 fois moins forte.

V

PTOMAÏNES DE POISSON PUTRÉFIÉ

Jusqu'à ce jour la chair de poisson n'a pour ainsi dire pas été étudiée, soit dans ses éléments constitutifs, à l'état frais, soit dans ses produits de dédoublement à l'état de putréfaction. Cela ne manque pas d'être étonnant, le poisson étant une substance alimentaire très répandue et constituant presque exclusivement la nourriture de nombreuses populations, tant sur les bords de la mer que sur les rives des fleuves. Du reste, au point de vue biologique, la chair de poisson est aussi intéressante à étudier que celle des mammifères qui, elle, l'a été si souvent déjà.

De nombreuses observations ont démontré que la viande de poisson corrompue est toxique, sans qu'on ait pu prouver, toutefois, si elle est bien capable de produire une épidémie entière, ainsi qu'on l'en a accusée lors de la fameuse épidémie de peste qui décima les populations de la région du Volga, dont le poisson constitue exclusivement la nourriture. et jeta même l'épouvante dans l'Europe entière.

Enfin. la connaissance des principes toxiques qui existent dans les poissons putréfiés expliquera peut-être le mécanisme de ces singuliers empoisonnements que l'on observe de temps en temps, à la suite de l'ingestion de certaines espèces de poissons (1).

(1) L'existence de ces principes toxiques paraît avoir été démontrée tout récemment par M. V. *Anrep*, professeur à l'université de Kharkow. En février et mars 1885, cet auteur a été à même d'observer, à Kharkow, une série d'intoxications qui survinrent à la suite de l'ingestion d'esturgeons salés et dans laquelle succombèrent un certain nombre de personnes.

Les recherches entreprises par M. *Anrep* dans le but d'extraire le poison. furent faites au moyen des méthodes de *Stas-Otto*. de *Dragendorf* et de *Brieger*. contrôlant ainsi une méthode par l'autre.

Les analyses ont successivement porté sur le poisson incriminé et sur le contenu stomacal et intestinal. sur l'urine, le sang, le cerveau. le foie et la rate des personnes ayant succombé à l'empoisonnement. M. *Anrep* isola de ces différentes matières et par les différents procédés, des *Ptomaïnes* caractérisées surtout par leur stabilité. par la lenteur avec laquelle elles agissent sur le ferricyanure de potassium (de 3 à 12 h.) et douées de propriétés chimiques définies et d'un caractère physiologique distinctif.

Propriétés chimiques. — Les réactions suivantes, les mêmes pour toutes, confirment leur identité absolue :

1. — *La solution d'iodure de potassium iodé* donne le précipité floconneux habituel rouge-marron;

2. — *La solution de phosphomolybdate acide de sodium.*

Gautier et Étard sont les seuls chimistes, ainsi que nous l'avons déjà dit, qui aient étudié les pro-

— un abondant précipité jaunâtre, qui chauffé avec l'ammoniaque, se colore en vert pâle;

3. — Par la *solution d'iodure de potassium avec l'iodure de bismuth* — précipité jaune rougeâtre;

4. — Par la *solution d'iodure de potassium avec le biodure de mercure* — précipité blanc;

5. — Par la *solution d'iodure de potassium avec l'iodure de cadmium* — précipité jaune pâle;

6. — Par la *solution de phosphotungstate acide de sodium.* — précipité blanc;

7. — Par *l'acide picrique* — précipité jaunâtre, lent à se produire et partiellement cristallisable (aiguilles fines);

8. — Par la *solution de bichlorure de platine et de chlorure d'or* — pas de précipité;

9. — *L'acide phospho-antimonique,* ainsi que :

10. — *L'acide tannique* ne donnent pas de précipités;

11. — *L'acide sulfurique concentré* de même que *l'acide citrique* et un mélange de ces deux acides n'ont pas donné de coloration;

12. — *Réactif de Froehde* — résultat négatif;

13. — *Réactif de Brouardel-Boutmy* — résultat négatif;

14. — Ni *l'eau de chlore avec le cyanure de potassium,*

15. — Ni la *solution de perchlorure de fer* n'ont donné de réaction;

16. — La solution de *bichromate acide de potassium* donne un précipité jaunâtre à peine sensible;

17. — Le *peroxyde de plomb* et le *peroxyde de manganèse avec l'acide sulfurique* n'ont pas donné de réaction;

18. — *La réaction de Weppen* (recherche de la vératrine) a donné un résultat négatif;

19. — La *solution de Ptomaïne dans l'acide phosphorique* donne, à l'évaporation, une coloration rose rougeâtre qui passe assez rapidement au marron sale;

20. — *La réaction de Bittink* et celle de *V. Dissel* ont donné un résultat négatif.

duits basiques de la chair de poisson putréfiée. Cette étude a porté sur le maquereau.

Les bases pures décrites par ces auteurs se présentent sous la forme d'un liquide huileux, incolore. Elles donnent la même réaction que les Ptomaïnes avec l'acide nitrique, l'acide chlorhydrique, le ferricyanure de potassium et le perchlorure de fer. Elles précipitent avec l'acide phosphomolybdique, l'iode, etc.

Ces produits huileux se résinifient facilement et

Quant aux autres réactions considérées comme caractéristiques des alcaloïdes, toute la série n'a donné que des résultats négatifs.

Propriétés physiologiques. — En injectant ces ptomaïnes à des animaux *(chien, lapin, grenouille)* M. *Anrep* a noté les mêmes troubles que ceux observés chez les individus empoisonnés. Ces troubles peuvent se résumer ainsi : Dilatation des pupilles; sécheresse des muqueuses; ptosis; rétentions d'urine et de matières fécales; gêne respiratoire et affaiblissement de l'activité cardiaque; pâleur considérable des téguments; hypothermie; absence de phénomènes convulsifs et d'accidents d'origine encéphalique.

La substance toxique du poisson a donc pour effet principal une action paralysante sur la moelle épinière, le bulbe, et de plus, ce qui est vraisemblable, sur le tissu musculaire lisse.

Lésions anatomo-pathologiques. — Pour être complet, disons que les caractères saillants des lésions anatomo-pathologiques dues à ce genre d'intoxication, sont : une congestion veineuse des organes internes, et une enthérite folliculaire qui se traduit tantôt par un aspect trouble et opaque des plaques de Payer et des glandes solitaires, tantôt par un aspect translucide et aréolé de rouge. Cette enthérite doit être mise au rang des phénomènes constants.

(Note des traducteurs.)

4.

répandent une légère odeur d'amylamine ou de bases analogues.

L'un de ces produits donne avec l'HCl, de fines aiguilles cristallines; son sel de platine cristallise en aiguilles élancées et est très difficilement soluble dans l'eau. *Gautier et Étard*, se basant sur l'analyse de son sel de platine lui assignèrent la formule $C^8H^{13}Az$ (*Hydrocollidine*) bien que les six exemples analytiques qu'ils donnent s'écartent de plus de 1/2 0/0 de la formule calculée.

De même la formule $C^9H^{13}Az$ (*Parvoline*) attribuée à l'autre combinaison ne répond pas aux valeurs trouvées par l'analyse qui en diffèrent de 1 0/0 environ.

Il est donc extrêmement douteux que ces deux produits soient de la *Parvoline* et de l'*Hydrocollidine*. Dans tous les cas il est évident que les résultats de l'analyse obtenus par ces auteurs ne le prouvent pas rigoureusement.

En outre, *Gautier et Étard* ayant fait agir du chloroforme sur des solutions alcalines chaudes, il est permis de se demander si l'action du chloroforme et de la potasse, n'auraient pas pu déterminer des dédoublements dans les combinaisons ammoniacales retirées des masses putréfactives par dissolution. C'est du moins ce qui semble être arrivé à *Mosso et Guareschi*. Ces auteurs, en effet, en employant la méthode suivie par Gautier et Étard ont retiré de la substance cérébrale en putréfaction, des Ptomaïnes toxiques que l'on est porté à considérer aujourd'hui comme des *Carbylamines artificielles* dues à la méthode qu'ils ont employée.

L'examen des produits basiques des poissons putréfiés pouvait donc être considéré comme infructueux jusqu'à mes travaux.

Je n'ai voulu faire porter mes recherches que sur des poissons qui jouissent d'une haute importance au point de vue économique par la grande consommation qui s'en fait.

Tout d'abord je me suis servi des *harengs*. Mais j'ai dû bientôt les abandonner à cause des nombreuses difficultés que présente l'emploi des harengs non salés. Je les ai remplacés par de la petite morue que j'ai employée exclusivement dans la suite parce qu'il était plus facile pour moi de m'en procurer. Jusqu'à ce jour j'ai opéré sur 75 kilog. environ.

Procédé pour extraire les ptomaïnes de la morue putréfiée. — 1er *Procédé*. — 15 kilog. de morue fraîche, prise au marché, furent finement hachés au moyen d'une machine à diviser la viande et abandonnés cinq jours dans un vase en fer découvert. à une température d'été et à l'abri. Chaque matin la masse était fortement agitée.

Déjà, dès le second jour. on pouvait percevoir une forte odeur de putréfaction. Au cinquième jour la matière exhalait l'odeur caractéristique de *l'Indol*.

Employant ensuite les procédés de Stas-Otto et de Dragendorf, j'ai retiré de cette bouillie putréfiée toute une série d'extraits donnant avec les réactifs des alcaloïdes des colorations et des précipités très divers. Il m'arriva donc là ce qui était déjà arrivé à un certain nombre d'auteurs cités plus haut, c'est-à-dire, de démontrer par les réactifs des alcaloïdes l'existence d'un grand nombre de substances se comportant comme les poisons végétaux, sans pouvoir jamais caractériser chimiquement aucune d'elles.

J'ai essayé également, après épuisement de la bouillie putréfactive par de l'eau bouillante et filtration, de précipiter les liqueurs filtrées par l'acide phospho-tungstique et de traiter le précipité par l'hydrate de baryte, mais je n'ai obtenu par ce procédé aucun résultat satisfaisant.

2ᵉ *Procédé*. — Le procédé suivant qui se rapporte tout à fait à la méthode déjà suivie pour la viande putréfiée me donna les meilleurs résultats.

Voici en quoi il consiste : Additionner la bouillie putréfactive d'une grande quantité d'eau; y ajouter la quantité d'HCl suffisante pour communiquer à toute la masse une légère réaction acide; chauffer à feu nu dans un vase en fer, en agitant continuellement et en ayant soin de maintenir toujours la masse faiblement acide. Si, ensuite, cette légère réaction acide persiste, laisser reposer le mélange, filtrer le liquide encore chaud et concentrer le plus possible la liqueur au bain-marie.

Reprendre par l'eau froide le résidu sirupeux, filtrer et additionner la liqueur de sublimé en solution. Séparer alors le précipité résinoïde qui se forme par une filtration, le décomposer par l'H_2S, évaporer à l'étuve et le reprendre par l'alcool absolu. Après filtration et évaporation de l'alcool absolu, il reste comme résidu un chlorhydrate bien cristallisé en petites aiguilles nettement formées.

Le sel double de platine et de ce chlorure cristallise également en très belles aiguilles parfaitement formées. L'analyse donna :

	XXXVI	XXXVII
Pt	36.03 0 0	
Az	—	7.81 0 0

Malheureusement la quantité de matière obtenue fut si faible qu'il me fut impossible de déterminer aucun autre caractère pour le moment.

Les liqueurs dont le précipité mercurique avait été séparé, furent débarrassées du mercure qu'elles contenaient encore par un courant d'H_2S, puis filtrées et concentrées au bain-marie jusqu'à consistance de sirop. Ici encore, je ferai remarquer que je n'ai conservé à la liqueur, ainsi que je le fais en général pour la concentration des liqueurs acidulées par l'HCl. qu'une faible réaction acide en saturant par la soude l'excès d'acide, afin d'éviter la destruction des produits basiques très instables que détermine l'HCl concentré.

Le résidu sirupeux fut ensuite épuisé à plusieurs reprises par l'alcool. Celui-ci, traité par un excès de chlorure platinique laissa déposer un précipité platinique floconneux qui, après 12 heures de repos, fut séparé par filtration, desséché avec soin et décomposé par un courant d'H^2S.

Ethylène-diamine animale. — Par l'évaporation il se déposa alors de longues aiguilles. L'analyse de leur sel de platine démontra qu'elles n'étaient autre que de la *Neuridine.*

	XXXVIII	XXXIX	XL	XLI	XLII	Quantité 0/0 de $C^5 H^{16} Az^2$ Pt Cl⁶
Pt —	38.82	38.61	—	—	—	38.44 0/0
Az —	—	—	5.69;	5.58	—	5.44 »
C —	—	—	—	—	11.55	11.65 »
H —	—	—	—	—	3.6	3.10 »

Le produit de la filtration qui avait servi à isoler le précipité platinique analysé ci-dessus fut alors évaporé et le résidu que laissa cette évaporation décomposé par H^2S. Après avoir enlevé par filtration le sulfure de platine formé, la liqueur aqueuse fut réduite à un petit volume au bain-marie. Traitée alors par le chlorure de platine cette liqueur laissa déposer un sel platinique cristallisé en petites paillettes, difficilement solubles dans l'eau. Plusieurs recristallisations dans l'eau chaude donnèrent de très belles paillettes suffisamment pures pour être soumises à l'analyse.

Cette analyse me démontra que je venais d'isoler du tissu animal soumis à l'expérience, une *seconde Diamine,* inconnue jusqu'alors. Son sel de platine a pour formule empirique : $C^2 H^8 Az^2 2H$ Cl Pt Cl⁴

	Trouvé :				Calculé pour : $C^2 H^s Az^2 2 HCl Pt Cl^4$	
	XLIII	XLIV	XLV	XLVI		
Pt —	41.75	42.04	·	—	41.85	0 0
Az —	—		5.07	—	5.92	»
C —	—			4.90	5.07	»
H —	—			2.20	2.12	»

Le sel chlorhydrique de cette nouvelle base
cristallise en longues aiguilles brillantes facilement
solubles dans l'eau, insolubles dans l'alcool absolu.
Cette base ne donne aucune combinaison avec le
chlorure d'or. Son chlorure donne avec l'acide
phosphomolybdique un précipité blanc ; avec
l'acide phospho-antimonique un précipité blanc
jaunâtre soluble dans un excès de réactif; avec
l'iodure de potassium et de bismuth un précipité
en paillettes rouges cristallines. Ce chlorure est
indifférent avec les autres réactifs des alcaloïdes. La
base pure peut être distillée avec la soude sans
qu'elle se décompose.

L'analyse du sel de platine préparé avec la base
distillée donna des chiffres répondant à la formule : $C^2 H^s Az^2 2H Cl$.

	Trouvé			Théorie	
	XLVII	XLVIII	XLIX		
Pt	41.46	41.74	·	41.85	0.0
Az	—	—	5.04	5.92	»

Analogie avec l'Éthylène-diamine synthétique.
— La formule empirique de cette substance, les

propriétés de son chlorhydrate et de son sel platino-ammoniacal, la stabilité de la base pure qui peut être distillée avec la soude sans dissociation, tout cela concorde parfaitement avec les propriétés de l'*Ethylène-diamine*, $C^2 H^4 (AzH^2)^2 H^2 O$, obtenue synthétiquement par *Cloëz* en chauffant un mélange de chlorure d'éthylène et d'alcool ammonical.

Afin de démontrer complètement cette concordance, j'ai préparé de l'éthylène-diamine suivant les prescriptions d'*Hoffmann* et j'ai pu me convaincre alors que la *diamine de poisson* jusqu'alors inconnue est parfaitement identique à l'*Ethylène-diamine synthétique* (1).

De plus, le *chlorydrate de l'éthylène-diamine synthétique* se comporte, de son côté, exactement comme la base retirée de la chair de poisson, en présence des réactifs signalés plus haut.

L'identité de ces deux substances est donc parfaitement évidente.

L'*Ethylène-diamine* est une substance toxique. Jusqu'à présent je n'ai pu faire qu'une petite série d'expériences, cette substance ne pouvant être

(1) En poursuivant ses recherches, l'auteur a été amené à rejeter l'identité qu'il admet ici entre l'*Ethylène-diamine putréfactive* et l'*Ethylène-diamine synthétique*. Il fut conduit à penser que l'Ethylène-diamine putréfactive est une *base éthylidique* dont la toxicité pourrait alors dépendre de l'arrangement particulier des groupes amidés dans l'hydrocarbure

$$CH^3$$
$$I$$
$$CHX^3$$

(*Note des traducteurs.*)

obtenue qu'en très petite quantité, soit par synthèse, soit par la putréfaction des poissons. J'avais
d'ailleurs à cœur de bien déterminer, avant tout,
son individualité chimique et son identité comme
éthylène-diamine.

Propriétés physiologiques. — L'Ethylène-diamine ne détermine pas dans l'organisme des réactions aussi violentes que le fait la Neurine. —
Injectée même à haute dose dans le sac lymphatique de la *grenouille* elle ne produit, le plus souvent,
aucun effet visible immédiatement. Quelques-unes
seulement des grenouilles soumises à l'expérience
sont tombées dans un état léthargique dont quelques excitations les tiraient assez facilement.

Il survient ensuite une activité plus considérable des organes respiratoires; les pupilles se dilatent, puis la mort se produit insensiblement dans
l'espace de quelques heures. Le cœur s'arrête en
diastole.

Les *souris* et les *cobayes* montrent moins de tolé-
rance que les grenouilles pour l'éthylène-diamine.
Il se produit, peu de temps après l'injection,
même d'une petite quantité de cette substance, une
sécrétion plus abondante du côté du nez, de la
bouche et des yeux.

Toutefois cette sécrétion n'est pas continue : elle
s'arrête par instant pour reprendre pendant un
certain temps.

Les pupilles se dilatent et les globes oculaires
font fortement saillie en dehors des cavités orbi-

taires. Aussitôt après, apparaît une dyspnée violente qui persiste jusqu'à la mort. Celle-ci ne survient guère que 24 heures et même quelquefois plus après l'injection.

De faibles quantités d'éthylène-diamine injectées à des *lapins* n'occasionnèrent aucun autre phénomène perceptible à la vue qu'une salivation faible et de courte durée et qu'une augmentation dans la fréquence des mouvements respiratoires. Il est à remarquer, cependant, que quelques lapins sont morts 12 et 24 heures après l'injection et qu'à l'autopsie il me fut impossible de trouver nulle part une lésion capable d'expliquer cette mort.

Un *lapin* pesant environ 1/2 kilogramme auquel j'avais injecté 20 centigrammes d'éthylène-diamine obtenue par synthèse, fut pris, immédiatement après l'injection, d'une salivation qui cessa au bout d'une demi-heure.

Les pupilles étaient dilatées, et ne réagissaient plus qu'avec paresse sous l'influence de la lumière.

L'action du cœur, tout d'abord accélérée, diminua insensiblement. En même temps il se produisi dans la fréquence des mouvements respiratoires une progression allant jusqu'à la dyspnée.

La tête de l'animal était convulsivement rejetée en arrière et les muscles du nez étaient le siège de mouvements énergiques. La cage thoracique était animée de mouvements convulsifs et il se dessinait parfois à sa base un étranglement dû à la violence de la contraction du diaphragme. Cette dyspnée cessa au bout de quelques heures, mais il fut impossible, même par les excitations extérieures les plus vives, de déterminer l'animal à changer de place.

Les réflexes, cependant, n'étaient nullement éteints et la motilité était intacte. Les pupilles devinrent peu à peu tout à fait fixes. Il se fit une légère humectation de la lèvre inférieure pendant toute la durée de cet état. Les glandes lacrymales n'accusèrent une augmentation de sécrétion qu'au commencement de l'intoxication.

Dans ces expériences, de même que dans les précédentes, il fut impossible de rien constater dans les organes à fibres lisses.

La mort de ce lapin arriva au bout de 18 heures et l'autopsie ne révéla rien de remarquable.

D'autres expériences que je compte faire dans quelque temps, lorsque j'aurai préparé une nouvelle quantité d'éthylène-diamine, me permettront, sans doute, d'en étudier avec plus d'exactitude les singulières propriétés.

2ᵉ *Muscarine animale*. — Les eaux-mères provenant des expériences précédentes, après avoir été concentrées au bain-marie, laissèrent déposer, pendant leur refroidissement, un agrégat de cristaux octaédriques. Ces cristaux étaient très difficilement solubles dans l'eau. Ils n'abandonnèrent leur eau de cristallisation que sous l'influence d'une forte chaleur à l'étuve.

L'analyse élémentaire de cette substance donna

des chiffres concordant assez bien avec ceux de la formule

$$(C^5 H^{14} Az O^2 Cl)^2 + Pt Cl^4$$

	Trouvé :				Calculé :
	L	LI	LII	LIII	
Pt	30.26	—	—	.—	30.41 0/0
Az	--	4.36	4.33	—	4.30 »
C	--	—	.--	20.86	19.38 »
H	—	—	—	4.67	4.30 »

Je me trouvais donc ici en présence d'une combinaison analogue à celle de la *muscarine*.

Après avoir enlevé le platine par un courant d'$H^2 S$, le résidu sirupeux placé dans l'excicateur manifesta peu à peu une tendance à cristalliser.

Propriétés physiologiques. — L'action physiologique de cette matière sirupeuse répondit complètement à celle de la muscarine. De petites doses injectées à des *Grenouilles* déterminèrent une paralysie totale et une arrêt du cœur en diastole.

Une injection d'atropine fit reparaître les battements cardiaques. Chez les grenouilles préalablement atropinisées, cette matière sirupeuse resta sans action.

De petites quantités de cette substance injectées sous la peau de quelques *Lapins* déterminèrent une salivation et un larmoiement abondants, de la contraction des pupilles, de la diarrhée profuse, des pertes séminales et urinaires et les animaux succombèrent après de courtes convulsions.

Il se déroula donc là, d'une façon éclatante, toute la série des phénomènes qui constituent l'empoisonnement·par la *muscarine*.

En ajoutant à cette matière sirupeuse une certaine quantité de chlorure d'or, il se forma un précipité constitué par un sel double d'or. Ce sel était cristallisé en aiguilles et difficilement soluble. La petite quantité que j'obtins ne me permit pas d'en faire l'analyse.

3° *Gadinine*. — Les eaux-mères débarrassées du sel double de platine et de muscarine laissèrent déposer sous l'excicateur des paillettes jaune d'or qui, une fois séparées, ne se redissolvaient qu'assez difficilement dans l'eau.

L'analyse de cette substance faite après plusieurs recristallisations dans l'eau chaude me conduisit à lui assigner la formule empirique :

$$(C^7H^{15}AzO^4)^2 PtCl^2$$

	Trouvé :					Calculé pour $(C^7H^{15}AzO^4)^2 PtCl$
	LIV	LV	LVI	LVII	LVIII	
Pt	28.00	28.10	—	—	—	28 0 0
Az	—	—	4.23	—	—	4 »
C	—	—	—	23.30	23.11	23.7 »
H	—	—	—	5.11	5.30	5.1 »

Débarrassé de son platine par l'H^2S, ce sel se présenta alors sous la formes de grosses aiguilles incolores. Elles sont très solubles dans l'eau mais insolubles dans l'alcool. Avec le chlorure d'or, ce chlorure ne donne aucune combinaison, mais il forme des conbinaisons doubles, cristallines, avec les acides phosphotungstique, phosphomolybdique et picrique. Cette substance ne paraît pas avoir de propriétés toxiques.

D'après sa composition chimique, cette nouvelle substançe se distingue par 2 H en plus de son analogue, l'amide acide, c'est-à-dire l'acide amido-œnanthylique de la série aliphatique (aliphatische Reihe).

Tant que la constitution de cette nouvelle substance $C^7H^{17}AzO^2$ ne sera pas mieux connue, je crois pouvoir, à cause de son origine, la désigner par le nom de *Gadinine* (de gadus callarias, petite morue).

4° *Triéthylamine*. — La liqueur séparée par filtration du sel double de platine et de gadinine ne manifestant plus aucune tendance à former des cristaux, elle fut décomposée par l'H^2S et distillée sur de la lessive de potasse. La partie volatile recueillie dans l'HCl forma avec le platine une combinaison double cristallisée en aiguilles facilement solubles dans l'eau. Cette combinaison renfermait 32,39 0/0 de platine.

Ce chlorure platino-ammonique n'était donc pas autre chose qu'un chlorure double de platine et de triéthylamine :

$$(C^2H^5)^3 AzH\ Cl^4 Pt\ Cl)$$

renfermant théoriquement 32,20 0/0 de platine.

VI

PTOMAÏNES DU FROMAGE

Les phénomènes morbides qui se manifestent immédiatement après l'ingestion de fromage corrompu, tels que coliques, vomissements, diarrhée, vertiges, diplopie, angoisse précordiale, collapsus profond, sont, de l'avis de tous les auteurs, déterminés par l'absorption d'un poison chimique. La nature de ce poison a donné lieu à toutes sortes de conjectures, qui ne présentent aucun intérêt historique. Ces conjectures ne reposent, en effet, sur aucune donnée scientifique vraiment positive.

Les séries d'expériences que j'ai entreprises dans le but de résoudre cette question, n'ont encore donné que des résultats insuffisants. Cependant les faits que j'ai observés jusqu'à ce jour, concordent assez bien avec les communications antérieures.

Sous la dénomination de fromage on sait qu'il circule dans le commerce un produit très variable dont l'élément fondamental, la caséine, peut provenir de diverses classes animales. Si l'on songe, en outre, que l'état de maturation du fromage n'est autre chose qu'un processus putréfactif lentement accompli, dont les différentes phases sont encore mal étudiées ; si l'on songe de plus que la fabrication du fromage subit dans les diverses contrées, un certain nombre de modifications très variées, la difficulté qui entoure la solution du problème posé plus haut saute tout de suite aux yeux.

Tout d'abord, j'ai essayé d'isoler les *Ptomaïnes* qui prennent naissance dans la décomposition complète du fromage, qui se fait sous l'influence des *bactéries de la putréfaction*. Je me suis servi pour cela du *fromage mou de lait de vache*, à cause de la grande faveur dont il jouit partout comme aliment, et aussi, parce que c'est précisément à la suite de l'ingestion de cette sorte de fromage qu'ont été observées les plus nombreuses intoxications.

Procédé opératoire. — Cinq kilos de ce fromage auquel on ajouta de la craie et un peu d'eau furent abandonnés dans un vase de verre découvert à une température d'un été fort chaud. Ce mélange était agité de temps en temps.

Six semaines après, les particules de fromage étaient en grande partie dissoutes et il s'exhalait du mélange une odeur de putréfaction très prononcée qui couvrait presque complètement l'odeur du fromage.

J'entrepris alors d'analyser ce fromage putréfié:

Procédé d'analyse. — La bouillie débarrassée par filtration des portions de fromage restées inattaquées, fut légèrement acidulée et additionnée de chlorure mercurique. Le liquide et le précipité qu'on en sépara par filtration furent, après avoir été traités par l'acide sulfhydrique, évaporés à l'étude en ayant soin de leur conserver toujours une légère réaction acide. Les deux extraits ainsi obtenus furent, ensuite, épuisés par l'alcool jusqu'à séparation presque complète des matières inorganiques. Ceci fait, on traita les deux solutions alcooliques par le chlorure de platine ; il se forma un dépôt platinique dans chacune.

Ces deux dépôts furent analysés séparément.

Celui formé dans l'alcool provenant du précipité mercurique obtenu plus haut, donna par la recristallisation dans l'eau chaude de belles aiguilles. L'analyse révéla les nombres suivants :

$$\text{LX. — Pt} = 33.58\ 0\ 0$$
$$\text{LXI. — Az} = 5.64\ 0\ 0$$

1° *Neuridine*. — Je me trouvais donc encore là, en présence du sel double de platine et de Neuridine qui renferme théoriquement 38,49 p. 100 de platine et 5, 44 p. 100 d'azote.

2° *Triméthylamine*. — D'autre part, le précipité platinique formé dans l'alcool qui avait servi à épuiser l'extrait obtenu par l'évaporation du liquide filtré cité ci-dessus, fut dissous dans l'eau chaude et donna de son côté, par refroidissement, des aiguilles rouge-orangé. A l'analyse on trouva dans ces aiguilles 37,15 0/0 de platine. Ces chiffres permettent donc de considérer cette substance comme une combinaison platinique de la *triméthylamine* pour laquelle la théorie indique 37,28 0/0 de platine.

VII

PTOMAÏNES DE LA GÉLATINE PUTRÉFIÉE

La *gélatine* a droit à une mention toute particulière dans l'histoire des ptomaïnes. *Nencki*, en effet a trouvé, le premier, dans cette substance en voie de décomposition putréfactive une matière chimiquement bien caractérisée. Je cite ici la découverte de Nencki parce que je tiens à faire remarquer tout de suite que je suis arrivé à des résultat, tout différents.

Procédé de Nencki. — Voici comment opéra cet auteur :

Il laissa putréfier pendant cinq jours à une température de 40°, 200 grammes de pancréas de bœuf mélangé à 600 grammes de *gélatine* dissoute dans 10 litres d'eau.

La liqueur qui en résulta fut ensuite distillée sur de l'acide sulfurique pour chasser les acides gras volatils.

Ayant reconnu, en sursaturant la solution sulfurique par l'hydrate de baryte, à côté d'une odeur ammoniacale, l'existence d'une odeur aromatique non désagréable, il distilla la liqueur putréfiée sur l'hydrate de baryte et recueillit les vapeurs dans de l'acide chlorhydrique.

Isophényl-éthylamine de Nencki. — Par l'évaporation cette solution chlorhydrique laissa déposer des cristaux ammoniacaux et un sel cristallisé en aiguilles rhombiques. Il débarrassa ce dernier du sel ammoniacal en le faisant recristalliser dans l'alcool absolu.

Le sel chlorhydrique fut, ensuite, additionné de lessive de soude pour en isoler la base et celle-ci se sépara sous la forme d'une couche huileuse.

En agitant cette couche avec de l'éther et en faisant évaporer cette solution éthérée *Nencki* obtint ainsi une base huileuse exhalant une odeur particulière, non désagréable, absorbant vivement l'acide carbonique de l'air avec formation d'un carbonate qui, par le repos, se déposa sous la forme d'une masse de paillettes cristallines.

Ce carbonate fut de nouveau dissous dans l'acide chlorhydique et précipité par la solution alcoolique de chlorure de platine.

Ce chloroplatinate se montra très soluble dans l'eau chaude et très peu dans l'eau froide. Il cristallisait très facilement.

Au microscope, il paraissait très homogène et formé de belles aiguilles plates.

Son analyse donna les nombres suivants :

$$C — 28.68$$
$$H — 3.99$$
$$Pt — 39.17$$

Ces chiffres concordent avec la formule d'un platinate d'ammoniaque de la composition : $(C^8H^{12}Az)^2\ 2HCl + Pt\ Cl^4$.

qui exige :

$$C — 29.33$$
$$H — 6.67$$
$$Pt — 30.16$$

Il est par conséquent isomère de l'aldéhyde collidine. Nencki pense que cette base est vraisemblablement de *l'isophénylethylamine*.

$$= C^6H^5 — CH \begin{Bmatrix} CH^3 \\ AzH^2 \end{Bmatrix}$$

Jusqu'à présent, je n'ai pu, de mon côté, opérer qu'une seule fois sur une plus grande quantité de gélatine que celle employée par Nencki.

J'ai procédé de la façon suivante :

Procédé de Brieger. — Deux kilogr. de *gélatine ordinaire* furent dissous dans 5 litres d'eau, additionnés d'un peu de craie et de quelques gouttes d'albumine très putréfiée, puis le tout fut exposé, pendant 10 jours, dans une étuve à la température de 35° C.

Au bout de ce temps, le dégagement de gaz, une

odeur *sui generis* et la disparition de la plus grande partie de la gélatine annonçaient que la putréfaction avait atteint un degré avancé.

Le mélange fut alors légèrement acidulé par l'acide chlorhydrique et évaporé au bain-marie puis le résidu fut épuisé, à plusieurs reprises, par l'alcool. L'extrait, après avoir été débarrassé des matières inorganiques et des débris de gélatine par des dissolutions dans l'alcool et des évaporations répétées, des matières résineuses et colorantes par l'ébullition avec le noir animal, fut enfin dissout dans l'alcool et traité par le chlorure de platine.

Neuridine de la Gélatine. — Le précipité chloro platinique qui en résulta, après plusieurs recristallisations dans l'eau chaude, se présenta sous la forme de magnifiques mamelons parfaitement homogènes. Ce sel paraissait être un produit tout à fait spécial.

L'analyse me démontra que là encore je me trouvais en présence de la *Neuridine*.

	LXIII	LXIV	Théorie
Pt	38.54 0/0	—	38 44 0/0
Az	—	5.8 0/0	5.44 »

Aussi, après avoir décomposé ce sel par le sulfure d'hydrogène, ai-je pu reproduire le chlorydrate de Neuridine en nature et me convaincre de sa pureté en faisant l'examen de ses propriétés chimiques. La gélatine est une excellente matière pour se procurer une grande masse de Neuridine.

Aucune autre substance ne m'a donné un rendement aussi riche que la gélatine putréfiée.

Diméthylamine. — Les eaux-mères de la Neuridine, après concentration, laissèrent déposer de longues aiguilles que l'analyse suivante me porte à considérer comme le *sel ammoniacal de la diméthylamine.*

	XLV	XLVI	Calculé pour [AzH(CH³)² HCl]² Pt Cl	
Pt	39.43	—	39.36	0.0
Az	—	5.71	5.56	»

En décomposant le sel de platine par l'hydrogène sulfuré j'ai pu me procurer en nature du *chlorhydrate de diméthylamine* très déliquescent.

La liqueur au sein de laquelle s'étaient formés les cristaux de diméthylamine, après avoir été débarrassée du platine par l'hydrogène sulfuré, renfermait encore une substance qui possédait des propriétés analogues à celles de la muscarine. Malheureusement la faible quantité que j'obtins ne me permit pas d'en étudier la composition chimique.

La distillation du résidu sirupeux faite avec de la lessive de potasse ne laissa passer que de l'ammoniaque. La recherche de la collidine dans la colle putréfiée ne m'a donc pas réussi.

La distillation avec l'hydrate de baryte des résidus de gélatine laissés par l'alcool ne laissa passer également que de l'ammoniaque.

De nouvelles recherches seront donc nécessaires pour démontrer que la collidine que Nencki a obtenue n'est qu'une conséquence de la combinaison des éléments de la gélatine avec ceux du pancréas.

VIII

PTOMAÏNE DE LEVURE PUTRÉFIÉE

La *levûre*, cet agent générateur de la *sepsine*, ne pouvait naturellement pas être oubliée dans une étude sur les ptomaïnes. J'entrepris donc les recherches suivantes. Un mélange de quatre livres de levûre lavée et de quatre livres d'eau auquel j'ajoutai un peu de craie et quelques gouttes d'une solution d'albumine putréfiée pour hâter la fermentation, fut exposé à plusieurs reprises, dans un vase couvert, à la température d'été. La masse fut alors chauffée en l'additionnant avec prudence de l'HCl, puis filtrée et soigneusement évaporée.

Après avoir séparé les sels inorganiques et les nombreux cristaux d'ammoniaque, les résidus plusieurs fois épuisés par l'alcool furent dissous dans l'eau froide et décolorés au noir animal.

Diméthylamine de la Levûre. — Cette solution soumise à l'évaporation laissa une masse déliquescente facilement soluble dans l'alcool absolu qui se prit, sous le dessicateur, en une masse d'aiguilles enchevêtrées.

La combinaison double de platine que j'obtins avec cette substance se présenta sous forme d'aiguilles et fournit en platine et en azote des proportions centésimales qui coïncident avec celles du *platinate de diméthylamine* :

$$[AzH(CH^3)^2 \, Cl \, H]^2 \, Pt \, Cl^4$$

	LXVII	LXVIII	Théorie
Pt	39.25	—	39.36
Az	—	5.55	5.56

IX

DE LA GENÈSE DES PTOMAÏNES

Jusqu'à ce jour, la formation des ptomaïnes, a été entourée de la plus complète obscurité. On n'avait même pas osé conjecturer que l'albumine ou quelque autre partie de l'organisme animal pouvait fournir les matériaux de ces substances (1).

Ces bases putréfactives ne se formant que dans les premiers temps de la putréfaction pour disparaître par sa continuation, on pensa qu'elles étaient dues au dédoublement des premiers produits de la transformation de l'albumine. J'ai, en effet, isolé

---

(1) Cependant, il convient de faire remarquer ici que M. le professeur Gautier a établi, dans deux notes communiquées à l'académie de médecine, séances des 19 et 26 juillet 1881, qu'il se forme, sous l'influence de la vie des ferments et des tissus, des alcaloïdes, aux dépens des matières protéiques. (*Note des Traducteurs.*)

de peptones, au moyen de l'alcool amylique, une base dont l'individualisation chimique manque encore.

Conditions de la genèse de la Neuridine. — La Neuridine, la première base putréfactive que j'ai caractérisée chimiquement avec précision, a été obtenue par une putréfaction rapide de viande de mammifère. Je l'obtenais le plus abondamment du 5ᵉ au 6ᵉ jour de la putréfaction, tandis que le 8ᵉ jour elle avait généralement déjà disparu.

En faisant putréfier de la viande sans l'additionner d'eau à la température de la chambre, la formation de la Neuridine est bien plus lente, et même, elle s'arrête complètement au bout de quelque temps.

Un rendement très considérable en Neuridine est fourni non-seulement par la gélatine putréfiée mais aussi par la chair de hareng et de petite morue.

N'ayant pu retirer cette substance ni de la fibrine, ni de l'albumine, alors que j'en avais obtenu de si grandes quantités de la chair de mammifères et de poisson, ainsi que de la colle et du fromage je suis porté à penser que cette substance doit se produire aux dépens de quelque autre élément particulier à la viande et à la gélatine.

Il est certain, d'autre part, que cette matière ne préexiste pas dans la viande fraîche, car en opérant sur de grandes quantités de chair fraîche je n'ai obtenu aucun résultat.

J'avais pensé, tout d'abord, que la Neuridine

pourrait bien dériver de la créatine, mais la putréfaction de cette dernière n'a point confirmé cette conjecture. — Il se forma dans ces conditions outre de l'acide acétique et de l'ammoniaque, d'autres substances que je n'ai pas encore définies.

Neuridine de l'œuf. — Cependant, j'ai obtenu de la Neuridine, en décomposant par l'eau de baryte une masse d'œufs (60 environ) sur laquelle j'expérimentai pour étudier la Choline.

Après avoir extrait cette Choline par l'alcool, il resta des masses sirupeuses que je fis dissoudre dans l'eau. J'enlevai ensuite la baryte par l'acide sulfurique (en évitant tout excès), concentrai la liqueur et repris le résidu par l'alcool.

Ajoutant, alors, du chlorure de platine à cette nouvelle liqueur, il s'y forma un précipité nuageux de platinate double qui, après plusieurs recristallisations dans l'eau chaude, se présenta sous la forme de longues aiguilles.

Deux analyses de ce platinate donnèrent, la première : 38, 26 p. 100, la seconde 38, 48 p. 100 de platine. Or, on sait que le chlorure double de platine et de Neuridine en exige 38, 49 p. 100.

La Neuridine ne paraît se trouver qu'en petite quantité dans le jaune d'œuf, car en opérant sur environ deux douzaines je n'ai pu en retirer que des quantités insuffisantes pour l'analyse.

Comment la Neuridine se trouve engagée dans l'œuf. — Cette substance se trouve, sans doute, dans l'œuf, engagée dans une combinaison analogue aux composés de la Choline et dont elle se sépare par l'ébullition avec l'eau de baryte.

On comprend aussi, que la Neuridine ne puisse se retrouver dans la viande fraîche où elle se trouve engagée dans une combinaison semblable à celle de la lécithine. Les processus putréfactifs la séparent de cette combinaison et la détruisent ensuite. Mais cette hypothèse ne sera pleinement démontrée, que lorsque l'on aura réussi à produire comme pour les œufs, la Neuridine par l'ébullition de la viande fraîche avec de l'eau de baryte. C'est ce qui fera le sujet de recherches spéciales que je me propose d'entreprendre sous peu.

Hypothèse sur le processus de formation de la Neuridine. — La genèse de cette base vinylique, la Neurine, se laisse facilement deviner, *à priori* par des déductions théoriques. L'hypothèse la plus probable paraît être la suivante. Tout d'abord, le processus putréfactif dédouble la lécithine en ses composants et par suite, la base oxyéthylique, c'est à-dire la Choline, donne naissance à la base vinylique ou Névrine en perdant par l'évaporation une molécule d'eau.

Bien qu'il soit à peu près impossible de concevoir toute autre hypothèse, je suis, cependant, obligé d'avouer qu'il m'a été impossible, jusqu'à ce jour, de démontrer directement l'enchaînement des phénomènes exposés ci-dessus.

Toutefois, en chauffant à une haute température, la Choline par l'acide iodhydrique dans un tube scellé, et en séparant ensuite l'acide par l'oxyde d'argent, Bäyer a pu reproduire artificiellement le dédoublement en question.

Ces expériences prouvent que la base oxyéthylique, la Choline, substance relativement peu toxique comme l'ont démontré mes propres recherches, forme un corps d'une toxicité extrême, comme la base vinylique, ou Névrine, et cela, en perdant simplement une molécule d'eau.

Et cependant, bien que mes expériences faites sur la Choline pure ne l'aient pas encore démontré, je crois que tous les processus exposés ci-dessus ne se déroulent pas complètement pendant la putréfaction.

Jusqu'ici, en effet, je n'ai pu réussir, par la putréfaction, à faire de la Neurine, soit avec la choline seule, soit avec de la choline mélangée avec des substances azotées et des matières salines. La putréfaction même à haute température ne détruit la choline que fort lentement et finalement il ne reste que de la triméthylamine.

En effet, le sel chlorhydrique très déliquescent obtenu par le dédoublement putréfactif de la choline, transformé en sel de platine, renfermait 37,1 0/0 de platine. Or, on sait que la triméthylamine en exige 37,28.

Quant aux influences qui dans la putréfaction enlèvent une molécule d'eau à la choline pour la transformer en Névrine, nous ne les connaissons absolument pas. Tout est à découvrir sur ce point.

La Neuridine se trouve dans l'organisme animal à côté de la Choline. — Les expériences exposées ci-après semblent me démontrer que la Choline se trouve à côté de la Neurine dans l'organisme animal.

En effet, désirant préparer de la Choline, je fis bouillir, à plusieurs reprises, une grande quantité de *substance cérébrale humaine* avec l'hydrate de baryte, l'exès de baryte fut enlevé par l'acide carbonique, la liqueur filtrée, puis évaporée et le résidu repris plusieurs fois par l'alcool absolu. Saturant alors les bases en dissolution par le chlorure de platine, il se forma une combinaison platinique qui se déposa sous forme de sel.

En faisant recristalliser cette combinaison platinique une partie s'est dissoute dans l'eau, tandis que l'autre resta à l'état de corps jaune amorphe.

Le sel de platine, qui se présentait en belles tablettes cristallines fort solubles, donna à l'analyse 31,38 0/0 de platine. La base de ce sel paraissait ainsi être de la choline qui, comme on sait, exige 31,85 0/0 de platine. La proportion de platine accusée par l'analyse est, il est vrai, un peu faible.

Mais la difficulté, déjà signalée par Schmiedeberg, de purifier ces cristaux des masses amorphes qui s'y trouvent mélangées, est probablement ici la cause pour laquelle cette proportion de platine est un peu faible.

J'ai soumis à des recristallisations successives dans beaucoup d'eau chaude cette combinaison platinique amorphe qui s'était formée à côté de la choline et que Schmiedeberg considère comme une substance collagène ou peptonique.

Dans le cours de ces recristallisations, il se déposa, par le refroidissement, d'autres masses amorphes particulières montrant une grande tendance à former des paillettes. J'ai donc filtré la liqueur pour avoir une solution de la combinaison platinique bien pure et j'ai traité ensuite cette liqueur par l'alcool. Après plusieurs autres recristallisations, j'ai fait l'examen de la combinaison platinique. Elle s'est comportée comme le sel ammoniac.

Analysant une autre combinaison platinique obtenue comme la précédente j'ai trouvé 33,91 0/0 de Pt.

Enfin, l'analyse d'une autre combinaison platinique bien purifiée, obtenue dans une autre expérience de la même façon que celles citées ci-dessus me donna les chiffres suivants :

| | Trouvé : | | | | Calculé pour : |
	LXXIV	LXXV	LXXVI		$C^5 H^{13} Az^2 Pt Cl^6$
Pt	33.63	33.86	—	—	33.96 0/0
Az	—	—	5.42	—	4.8 »

Tous ces chiffres, surtout ceux du platine, ne permettent pas de douter que la base combinée au platine ne soit la Neurine elle-même.

Ce qui me frappa surtout dans ces résultats, c'est

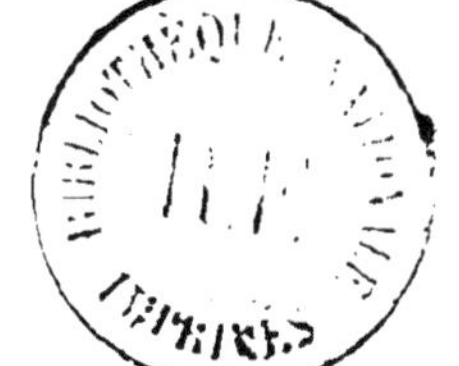

la petite quantité et souvent même l'absence complète de cette substance. Je cherchai naturellement à m'expliquer ce fait et je pensai bientôt que les bases alcaloïdiques mises en liberté par l'ébullition de la substance cérébrale en présence de l'hydrate de baryte devaient subir rapidement de profondes modifications qui en détruisaient la plus grande partie. Cette opinion me semblait, du reste, être démontrée par la grande quantité d'ammoniaque qui se dégageait pendant l'ébullition.

Or, comme il n'est pas possible de diriger la décomposition de façon à empêcher ces modifications même en ne faisant agir l'hydrate de baryte que peu de temps, j'ai remplacé ce dernier par l'acide chlorhydrique en procédant de la façon suivante :

Une certaine quantité de subtance cérébrale humaine provenant de cadavres frais et absolument exempte de toute trace de putréfaction, fut mise à digérer pendant 2 heures au bain-marie avec une solution filtrée à 2 0/0 d'acide chlorhydrique. La liqueur, après avoir été filtrée, fut évaporée et additionnée de soude, mais en quantité telle qu'elle conserva toujours une réaction légèrement acide.

Après avoir séparé par filtration les masses non dissoutes qui se trouvaient dans cette liqueur, celle-ci fut évaporée à siccité au bain-marie et le résidu plusieurs fois repris par l'alcool et ce dernier chassé enfin par évaporation.

Ce procédé donna finalement, après plusieurs purifications un sel cristallisé en longues aiguilles insolubles dans l'alcool absolu, mais très solubles dans l'eau.

Le sel double de platine de cette combinaison contenait 38,52 0/0 de Pt. Or, on sait que la combinaison double de platine et de Neuridine exige 38,49 0/0 de ce métal.

La présence de la Neuridine dans le cerveau humain frais était donc ainsi bien démontrée.

D'autre part, les masses de substances cérébrales qui n'avaient pas été attaquées par la solution faible d'acide chlorhydrique furent ensuite chauffées pendant 2 heures au bain-marie avec de l'acide chlorhydrique concentré, puis la liqueur, saturée par la soude, fut évaporée à siccité. En traitant le résidu sec ainsi obtenu par l'alcool il s'en est séparé une matière colorante violette presque insoluble dans l'eau et dans l'alcool absolu, et une substance dont le sel double de platine cristallisa en magnifiques tablettes empilées. Ce sel contenait 31,85 0/0 de platine.

J'avais donc obtenu ainsi, de la Choline dans un grand état de pureté, puisque celle-ci exige 31,87 0/0 de Pt.

Ce dernier procédé, on le voit, paraît très propre à préparer à l'état de pureté la base oxyéthylammonique, mais impropre à préparer la base vinylique, c'est-à-dire la Neurine.

Quoiqu'il en soit, la présence simultanée de la Choline et de la Neurine dans le cerveau humain, que j'ai démontrée en décomposant une certaine quantité de masse encéphalique par la baryte constitue un sujet de recherches qui demande à être poursuivi et éclairci avec soin par d'autres travailleurs.

Toute tentative d'explication, sur la manière dont se forment les produits d'oxydation de la Choline, de la Muscarine, ainsi que ceux des autres bases que j'ai trouvées dans la putréfaction, ne pouvant se faire que sur le terrain absolument stérile de l'hypothèse, il faut pour le moment, se contenter seulement de savoir que ces substances se forment pendant la putréfaction.

Quant à la *Triméthylamine* trouvée parmi les produits de la putréfaction du fromage, il faut bien retenir ce fait, à savoir, *qu'elle provient des produits de décomposition de la Choline*. J'ai en effet démontré, plus haut, que cette substance se dédouble finalement, par la putréfaction, en triméthylamine et en acide acétique.

De plus, il est probable que de la Triméthylamine doit provenir de la destruction d'une base organique de composition complexe.

X

REMARQUES SUR LA PREMIÈRE PARTIE

A mon avis, grâce aux résultats des recherches que j'ai exposées plus haut. nous sommes désormais en possession de notions solidement établies sur la *nature des Ptomaïnes*. Espérons, maintenant, que ce chapitre des sciences médicales si attrayant par ses poisons, poisons restés jusqu'ici énigmatiques, ne sera plus un terrain propice seulement aux divagations et aux fantasmagories des faiseurs d'hypothèses.

La première tâche qu'il s'agissait d'aborder tout d'abord consistait à débrouiller le tout confus désigné sous le nom de *Ptomaïnes*, à lui donner une forme palpable, à bien démontrer l'existence d'individualités chimiques et à fixer avec précision les caractères de ces individualités. Une telle tâche,

6.

était hérissée de difficultés dues surtout à l'instabilité des substances sur lesquelles portaient les
recherches, et à l'insuffisance des méthodes cou-
rantes, classiques, employées pour leur extraction.

Après de nombreux essais préliminaires infructueux, j'ai pu, peu à peu, réussir à trouver des
méthodes de recherches convenables. Aussi,
ai-je eu à cœur, dans le présent travail, d'exposer
surtout la méthode qui m'a permis d'enrichir la
chimie biologique d'une série de corps nouveaux
et qui promet encore de nouveaux fruits pour
l'avenir.

Par respect pour la tradition, j'ai conservé,
comme je l'ai déjà établi plus haut, le nom de *Ptomaïne*, aux produits de la décomposition due aux
bactéries de la putréfaction. J'estime même, qu'il
est utile d'appliquer encore cette dénomination aux
produits basiques d'un grand nombre de bactéries
pathogènes, qu'ils soient toxiques ou non toxiques, que l'on isolera dans l'avenir, et de la
transmettre ainsi à la postérité. De cette façon,
on consacrera le groupement de tous ces corps chimiques sous une dénomination qui est en rapport
avec leur genèse et avec l'organisme animal au
sein duquel ils se forment.

Ainsi que l'a fait remarquer *Kobert*, le mot
« *Ptomatine* » serait évidemment plus précis que le
mot « *Ptomaïne* ». Ce dernier, en effet, est contraire
aux règles de la grammaire, car le radical de πτωμα

d'après son génitif, est πτωμα. Cependant je crois qu'il est préférable de laisser aux futurs expérimentateurs le soin de décider s'il est nécessaire de modifier la désignation usuelle.

En résumé, les corps que j'ai, jusqu'à ce jour, isolés et bien caractérisés par l'analyse élémentaire et par leurs réactions physiologiques et chimiques sont : la *Neuridine*, la *Neurine*, la *Muscarine*, l'*Éthylène-diamine*, la *Gadinine*, la *Diméthylamine*, la *Triméthylamine* et la *Triéthylamine*.

La Neurine, la Muscarine, l'Éthylène-diamine, la Diméthylamine, la Triméthylamine, la Triéthylamine ont déjà été, comme on sait, reproduites par voie synthétique. La Muscarine a été reconnue par Schmiedeberg comme principe actif de l'*agaricus muscarius*. Les autres subtances décrites plus haut, telles que la Neuridine et la Gadinine, étaient jusqu'à ce jour inconnues en chimie.

A part la Triméthylamine, on n'avait aucune connaissance sur l'existence des corps énumérés ci-dessus dans l'organisme animal. *Liebreich* a bien soutenu, il est vrai, que la *Neurine* est un produit de dédoublement du *Protagon*, qu'il a retiré de la masse cérébrale, mais on sait que cette opinion a été repoussée énergiquement par un grand nombre d'auteurs, Hoppe Seyler, Schmiedeberg entre autres.

Il n'y a pas de réactif général des ptomaïnes. — La différence chimique qui caractérise les *Ptomaïnes* isolées jusqu'ici permit, tout d'abord, de considérer comme illusoire la supposition en vogue qu'il existe une réaction générique spéciale à ces substances. Jamais, en effet, je n'ai pu obtenir la réaction générale considérée comme particulière aux *Ptomaïnes* par *Boutmy* et *Brouardel*, à savoir, la coloration bleue par addition de ferricyanure de potassium et de perchlorure de fer. Aussi, j'approuve les objections déjà faites par Gautier contre cette réaction. Je crois que cette coloration bleue est due à la présence de peptones. Cette opinion est d'autant mieux fondée que Brouardel et Boutmy, de même du reste que leurs prédécesseurs, n'ont jamais opéré que sur des extraits sirupeux.

Pendant l'impression de ce travail H. Wefers Bettink et W. J. L. von Dissel ont fait connaître une réaction qui serait caractéristique pour les *Ptomaïnes*. D'après ces auteurs aucun alcaloïde végétal, excepté la morphine, ne présenterait cette réaction.

Réaction de Bettink et Dissel. — Voici en quoi elle consiste : on dissout environ 1 millig. d'une ptomaïne quelconque dans une goutte d'une solution au 100me d'acide chlorhydrique et on y ajoute une goutte d'une autre solution préparée en dissolvant 2 grammes de perchlorure de fer cristallisé dans 2 centimètres cubes de la solution au 100me d'acide chlorhydrique. Ce mélange est ensuite étendu jusqu'à 100 centimètres cubes et additionné de $0^{gr},5$ d'anhydride chromique. Si on fait alors agir sur lui le ferricyanure de potassium il prend la coloration du bleu de Prusse et cela, malgré le milieu oxydant où s'accomplit la réaction.

Bettink et von Dissel ne nous font pas connaître les ptomaïnes sur lesquelles ils ont fait l'essai de leur réaction et qui leur a permis ainsi de doter la science d'un procédé rigoureux et spécial pour faire la reconnaissance de ces sortes de substances. Quant à moi, je dois faire remarquer qu'aucune des ptomaïnes pures que j'ai décrites plus haut ne produit nullement la coloration bleue obtenue par ces auteurs avec ce réactif. Bien au contraire, tout ce que j'ai vu jusqu'ici me permet de dire que les diverses ptomaïnes se comportent d'une façon très différente avec les réactifs ordinaires des alcaloïdes. J'ajoute que cette propriété qui pouvait être prévue *à priori* n'a rien que de très naturel, vu la différence qui existe dans la constitution chimique de chacune de ces substances.

Seul, l'acide phosphomolybdique donne un précipité avec toutes les ptomaïnes, mais ce fait n'a rien d'étonnant, car ce réactif, considéré comme générique, précipite, comme on le sait, la plupart des composés ammoniacaux.

La propriété que possèdent les ptomaïnes de se laisser assez bien entraîner par tous les moyens d'extraction usités dans la pratique, tant qu'elles ne sont point à l'état de pureté chimique, paraît tout à fait digne de remarque.

Avantages et inconvénients de l'alcool amy-

lique. — L'alcool amylique surtout, possède à un haut degré, la propriété de dissoudre les ptomaïnes, et avec elles, beaucoup de substances animales, tant qu'elles sont encore impures. Aussi, l'alcool amylique est-il, ainsi que je l'ai déjà fait remarquer dans mes premières communications, tout particulièrement propre à l'extraction des ptomaïnes. C'est ainsi que j'ai pu obtenir pour la première fois, la neuridine, bien que cette substance ne soit que fort peu soluble dans l'alcool amylique.

Cependant il est vrai de dire que l'emploi de l'alcool amylique présente des inconvénients assez notables. D'abord, on est toujours obligé de purifier soi-même celui du commerce avant de s'en servir, afin d'éviter les erreurs que pourrait faire naître la pyridine qu'il renferme et qui a été isolée par Haitinger. Ensuite sa manipulation présente de grands désagréments pour les organes respiratoires et circulatoires.

Avantage de l'alcool éthylique. — J'ai démontré maintes fois, que l'alcool éthylique absolu, ainsi que des mélanges de cet alcool et d'éther, dissolvent facilement les ptomaïnes pures, et rendent ainsi de grands services pour l'extraction de ces substances, en combinant leur emploi avec les méthodes par précipitation.

Choix des dissolvants. — On ne saurait trop faire ressortir, toutefois, la nécessité d'apporter le plus grand soin dans le choix des dissolvants que l'on doit employer pour l'obtention des ptomaïnes. Les expériences les plus récentes démontrent cette nécessité. Ainsi, Guareschi à pu retrouver, de même que Haitinger, jusqu'à 0,5 0/0 de pyridine non-seulement dans l'alcool amylique du commerce, mais il a pu aussi constater dans l'éther du pétrole et la benzine la présence d'alcaloïdes analogues à la pyridine.

C'est pourquoi, il n'y aurait, selon Husemann, d'autres moyens d'extraction, que *l'éther* et le *chloroforme* qui eux sont exempts de substances alcaloïdiques.

En ce qui concerne le chloroforme, j'ai déjà, en commentant les travaux de Guareschi et Mosso, ainsi que ceux de Gautier et Etard, insisté sur ce fait, à savoir, que cet agent lui-même peut amener des décompositions et qu'il peut même, former des toxiques nouveaux (*Carbylamines*) qui se combinent aux extraits animaux.

D'autre part, l'emploi des *acides* dans la recherche des ptomaïnes peut amener des erreurs. Toutefois, elles peuvent être évitées avec une sûreté absolue si, comme je l'ai fait, on n'opère qu'avec de l'acide chlorhydrique *et en agissant de façon à n'avoir jamais qu'un léger excès*. Au contraire, si on opère avec l'acide sulfurique comme l'exige la méthode de Dragendorf, on risque évidemment de produire des corps artificiels, vu que, comme l'ont fait ressortir Guareschi et Mosso l'action de ce réactif puissant ne permet aucun contrôle.

De même, il ne faut admettre qu'avec prudence

les résultats obtenus par la *distillation* avec les alcalis ou les alcalis terreux, car, on ne peut savoir s'il s'agit d'une base primaire formée par le processus putréfactif, ou d'un produit de décomposition séparé par ces réactifs puissants de certaines matières animales. Des substances, telles que l'éthylène-diamine, supportent évidemment la distillation avec les alcalis.

Cependant, je crois préférable de n'opérer que de la façon mentionnée ci-dessus, c'est-à-dire, de démontrer tout d'abord la préexistence de bases volatiles, par des méthodes qui excluent toute décomposition, et d'employer ensuite seulement la distillation avec les alcalis ou des alcalis terreux.

Fréquence de la Neuridine. — De toutes les ptomaïnes que j'ai trouvées la neuridine m'a particulièrement frappé par sa présence dans un grand nombre de substances animales. Non seulement, en effet, je l'ai rencontrée dans la chair humaine, dans la viande de cheval, de bœuf, de poissons dans le fromage et la gélatine putréfiés, mais encore, dans des tissus organiques n'ayant pas encore été atteints par les microorganismes de la putréfaction, tels que les œufs et le cerveau humain frais.

Pour que cette substance soit aussi répandue dans des organes absolument hétérogènes, il faut qu'elle joue un rôle important dans les phénomènes chimiques qui s'accomplissent au sein de l'organisme. Aussi, ressort-il clairement delà, que le principal problème qui se présente maintenant, c'est d'approfondir son *rôle biologique*.

La formation des autres ptomaïnes que j'ai trouvées paraît dépendre de la matière première. C'est ainsi, que la neurine ne peut être obtenue que par la putréfaction de la viande, tandis que la muscarine, l'éthylène diamine, la gadinine et la triéthylamine sont des produits spéciaux de la putréfaction et que la diméthylamine ne peut être retirée que de la gélatine et de la levûre putréfiées.

Toxicité des ptomaïnes. — Parmi les ptomaïnes, les unes sont toxiques et les autres ne le sont pas. Il n'est plus permis de considérer la sepsine comme la seule cause chimique de l'infection putride. J'ai déjà démontré, en effet, par mes recherches que trois substances chimiques différentes : la neurine, la muscarine et l'éthylène-diamine, ont une action toxique extrêmement prononcée sur l'organisme. Tout au plus, pourrait-on, par intérêt historique, conserver l'expression de sepsine pour désigner d'une façon générale, les ptomaïnes toxiques.

L'opinion qui consistait à considérer les poisons chimiques comme un résultat de l'action des ferments figurés ou non figurés, opinion qui jusqu'à ce jour ne reposait que sur des vues théoriques, se trouve ainsi fortement établie. L'action de la pepsine, et mieux encore celle des bacilles de la putréfaction sur les substances qui constituent l'édifice organique, désagrège les combinaisons à molécules complexes, de telle sorte, qu'en dehors de nombreux autres produits, il se forme des combinaisons carbo-azotées, qui présentent nettement les caractères basiques.

La plupart de ces substances alcalines, introduites dans le torrent circulatoire d'animaux vivants, troublent plus ou moins leurs fonctions, ainsi que nous l'avons vu. Elles peuvent même les supprimer complètement dans certaines circonstances.

Rôle du milieu nutritif sur la nature des ptomaïnes. — La constitution du terrain nutritif règle la force de synthétisation des bacilles de la putréfaction. Ainsi, répandus sur la chair de mammifères, les germes produisent de la névrine, substance extrêmement toxique, tandis que ces mêmes germes, semés sur la chair de poisson y engendrent de la muscarine qui est non moins toxique. Ce dernier fait est d'autant plus remarquable que jusqu'ici la muscarine n'avait été rencontrée que dans une plante, l'*agaricus muscarius*.

Les bactéries de la putréfaction produisent donc, suivant la nature de leur milieu nutritif, deux bases triméthylammoniques chimiquement différentes bien qu'elles se rapprochent assez :

$$1° \text{ La Muscarine} = (C^5 H^{13} AzO)$$
$$2° \text{ La Neurine} = (C^5 H^{13} AzO)$$

Mais elles possèdent les mêmes propriétés physiologbiues.

En outre, ces mêmes bactéries de la putréfaction peuvent encore engendrer dans la chair de poisson un autre poison, l'éthylène-diamine. Cette substance toxique, dont les propriétés physiologiques, la font comparer aux bases triméthylammoniques qui, elles, forment un groupe pharmacologique homogène d'après Luchsinger, offre cependant des points différentiels essentiels. Cet écart de toxicité de l'éthylène-diamine, vis-à-vis des bases triméthylammoniques pourrait bien être déterminé par le radical bivalant éthylène, qui domine ici l'arrangement moléculaire.

Les bases ammoniacales à radical simple qui sont des produits de la putréfaction comme le démontrent mes recherches, à savoir, la diméthylamine, la triméthylamine et la triéthylamine, peuvent-elles aussi, lorsqu'elles circulent dans l'organisme en quantité suffisante, y occasionner des troubles funestes.

A ce titre, ces bases méritent une sérieuse attention. Il est permis de présumer qu'elles ne sont que des derivés de ptomaïnes d'ordre plus élevé et plus complexe.

Application des données ci-dessus à la pathologie. — Il reste maintenant à éclaircir une question d'un intérêt capital : celle de savoir si certains états morbides que l'on observe dans la clinique sont identiques à ceux que l'on peut déterminer avec les ptomaïnes étudiées plus haut.

Il est bien délicat d'établir un parallèle entre les

états pathologiques obtenus par la voie expérimentale sur l'animal et ceux qui se produisent naturellement dans l'organisme de l'homme. Il est encore plus difficile d'établir un rapport direct entre les effets des poisons sur l'organisme animal et certaines manifestations pathologiques de l'homme. Ainsi, sans parler de la différence de susceptibilité que présente pour les poisons chimiques chaque classe animale, il existe des faits indiscutables qui démontrent que les poisons chimiques tirés du règne animal et qui déterminent, sans doute, le Botulisme (*Botulismus*) et l'Ichthyosisme (*Ichthysmus*) (1) ne présente aucun inconvénient pour le chien et le chat. Cependant, chez les animaux qui m'ont servi à expérimenter la muscarine et la neurine, j'ai vu se dérouler une série de manifestations morbides qui ressemblent à certaines formes pathologiques bien connues. Ce sont ces évacuations aqueuses spéciales, abondantes qui se font par les organes renfermant beaucoup de fibres musculaires lisses. Cette forme d'empoisonnement, qui a l'aspect du choléra, a été décrite sous le nom de *cholérabarbeau* (Barbencholéra) (2).

(1) Sous ces deux dénominations il faut ranger tous les accidents qui surviennent à la suite de l'ingestion de saucisson (*Botulus*) ou de poisson (Ιχθύς). (*Note des traducteurs.*)

(2) L'auteur fait allusion ici aux vomissements, à la diarrhée intense, etc., rappelant le choléra et qui se produisent quelquefois surtout au printemps, après l'ingestion du poisson connu sous le nom de *Barbeau*. (*Notes des traducteurs.*)

Je ne puis malheureusement pas, pour des raisons, que l'on comprend répondre au désir de Th. Husemann. qui voudrait plus de certitude à ce sujet, en opérant sur des chiens.

Quoiqu'il en soit, la formation par des bactéries de poisons chimiques aux dépens des éléments de l'organisme étant un fait démontré, on doit naturellement rechercher des ptomaïnes dans les tissus des malades qui succombent à des affections de nature péremptoirement parasitaires. Du reste, les recherches déjà entreprises dans le but d'isoler les produits de dédoublement formés par l'action de germes reconnus pathogènes font concevoir de grandes espérances. C'est ainsi que des recherches ultérieures établiront si la cause qui détermine les états urémiques ou comateux est une ptomaïne provenant de la décomposition de l'albumine de l'organisme.

Pour le moment, le fait d'avoir démontré qu'il se forme dans les processus de la putréfaction des substances semblables aux alcaloïdes est du plus haut intérêt pour la médecine et d'une grande importance pratique pour la chimie.

Il me reste à décrire les ptomaïnes qui se forment dans le cadavre humain pris à ses stades différents de putréfaction ainsi que celles que l'on rencontre dans certaines maladies.

C'est ce qui fera le sujet de la seconde partie de ce travail.

SECONDE PARTIE

I

PTOMAÏNES DU CADAVRE HUMAIN

La putréfaction naturelle des cadavres humains parcourt nécessairement les mêmes phases que la putréfaction artificielle dont nous connaissons les processus. Nous nous trouvons ici encore en présence des mêmes facteurs dont j'ai déjà parlé dans mon travail sur les produits aromatiques de la putréfaction de l'albumine, facteurs qui suffisent pour déterminer et assurer la marche de la putréfaction.

Ces facteurs sont :

1° La nature du ferment, c'est-à-dire, d'après les

idées actuelles, les diverses espèces de bactéries de
la putréfaction.

2° La forme sous laquelle l'albumine se présente
à la putréfaction.

3° La température.

4° L'action l'oxygène.

Dans la putréfaction des organes humains, les
processus destructifs ne portent pas seulement sur
les albuminates qui en constituent la charpente,
mais aussi sur les hydrates de carbone et les corps
gras qui y sont déposés. Jusqu'à quel point la dissociation de ces combinaisons complexes influe-t-
elle sur la désagrégation des atomes qui constituent
les molécules azotées ? Voilà une question à
laquelle on ne peut encore faire aucune réponse.

Pour bien étudier la putréfaction naturelle, il
vaudrait mieux, j'en conviens, se placer dans les
conditions normales, c'est-à-dire n'étudier que des
cadavres abandonnés aux influences dissolvantes
de la terre humide.

Malheureusement, on ne peut profiter de ce
moyen que dans une mesure fort restreinte. Aussi
est-on forcé d'employer encore ici la putréfaction
artificielle. Cette façon de procéder a du reste, ainsi
que je me suis efforcé d'en acquérir la preuve,
autant de valeur pour la pratique et les expertises
légales que celle qui consiste à opérer sur des
organes pris sur des cadavres abandonnés à la
putréfaction naturelle.

Je me suis servi, pour ce genre d'études, de cadavres d'individus ayant succombé à diverses maladies. Jamais de maladies infectieuses telles que typhus, septicémie, etc.

Mes expériences n'ont jamais porté que sur les viscères suivants : poumons, cœur, foie, rate, estomac, intestin grêle et gros intestin. J'ai laissé le cerveau de côté parce que j'y ai déjà trouvé une fois de la neuridine et deux autres fois de la choline et de la névrine.

EXPÉRIENCES

Il s'agissait d'établir, avant tout, s'il préexiste des ptomaïnes dans les organes humains aussi frais que possible.

Dans ce but, j'ai soumis à l'expérience les *viscères abdominaux et thoraciques* de cadavres qui, n'ayant séjourné que *un à deux jours* dans des caves fraîches, n'avaient, par conséquent, subi encore qu'une légère altération.

EXPÉRIENCE I

Ces organes, soigneusement divisés à la machine, furent délayés dans l'eau acidulée par l'acide chlorhydrique de façon à communiquer à la masse une réaction légèrement acide. Ce mélange fut alors porté à une température voisine de l'ébullition, filtré chaud, évaporé au bain-marie, jusqu'à consistance sirupeuse, en ayant soin de lui conserver toujours une faible réaction acide. Puis l'extrait ainsi obtenu fut épuisé plusieurs fois par l'alcool.

La solution alcoolique, traitée par une solution alcoolique de chlorure de platine laissa déposer un abondant précipité qui fut mis à dessécher et que j'épuisai ensuite par l'eau.

Choline cadavérique. — Il se forma ainsi une subs-

tance soluble composée en grande partie de chlorure pla-
tino-potassique, et une substance insoluble qui n'était
autre qu'une combinaison double de platine et de choline
(hydrate d'oxyde de triméthyloxyéthylammonium.)

La difficulté de débarrasser ce sel des impuretés qui le
souillaient m'obligea à le décomposer par l'acide H₂S et
à évaporer en saturant l'excès d'acide par la soude.

Le résidu de cette évaporation fut repris plusieurs
fois par l'alcool absolu, et l'extrait alcoolique évaporé,
puis dissous dans l'eau et additionné de chlorure d'or.
A la suite de ce traitement, il se déposa une combinaison aurique cristallisée, très difficilement soluble.

Cette combinaison recristallisée plusieurs fois dans
l'eau chaude donna à l'analyse les chiffres suivant-
concordants avec le chlorure double d'or et des
Choline.

	Trouvé :				Calculé pour $C^5H^{14}AzO$ Cl Au Cl³
	I	II	III	IV	
C	13.03	—	--	--	13.54 0 0
H	3.34	—	—		3.16 »
Az	--	4.18	—	--	3.16 »
Au	--	--	11.30	11.53	44.45 »

Ces données analytiques sont le résultat d'un certain
nombre d'opérations différentes ayant porté sur *plu
sieurs cadavres*, le rendement en choline que donnent
les organes d'un *seul* cadavre étant très faible.

La preuve que cette choline retirée des cadavres ne
s'est point formée pendant l'évaporation aux dépens de
la lécithine, mais qu'elle préexistait bien effectivement
dans les cadavres, découle de ce fait que je n'ai pas pu
réussir à obtenir de la choline par l'ébullition prolongée
avec 2 p. 0 0 d'acide chlorydrique d'un organe aussi
riche en lécithine que le cerveau tandis que j'ai pu

isoler de la neuridine. Ce n'est que par l'action prolongée de l'acide chlorydrique concentré qu'il se produisit de la choline.

Dans cette première période de la putréfaction des cadavres sur laquelle a porté l'expérience ci-dessus il ne paraît pas, en dehors de la choline, exister d'autre produit basique.

Cependant, sous l'influence d'une putréfaction progressive d'autres ptomaïnes prennent naissance ainsi que les analyses suivantes vont nous l'apprendre.

Expérience II

Les *intestins, poumons, cœur, foie, rate, reins* de
4 cadavres qui, étant restés *trois jours* exposés à une température modérée, exhalaient déjà nettement l'odeur caractéristique de la putréfaction, furent finement divisés et
épuisés à chaud par l'eau légèrement acide.

L'extrait de l'évaporation de cette liqueur fut, à plusieurs
reprises, traité par l'alcool; les parties insolubles séparées par filtration et le liquide filtré additionné d'une
solution alcoolique de chlorure mercurique.

Neuridine cadavérique. — Le précipité ainsi formé
fut décomposé par l'H^2S, puis épuisé par l'alcool. Par
l'évaporation il se déposa de longues aiguilles qui pa-
raissaient être, par leur nature et leurs réactions, des
cristaux de chlorhydrate de neuridine.

L'analyse ci-dessous, qui a porté sur les sels platinique et aurique, démontre en effet pleinement la jus-
tesse de ces prévisions.

	Essai :			Théorie :
	V	VI	VII	
Pt —	38.16	—	---	38.49 0/0
Au —	50.00	—	—	50.38 »
C —	—	—	7.45	7.67 »
	—	—	2.51	2.04 »

Les eaux-mères contenaient de plus un sel très soluble dans l'alcool absolu, ce qui permit de le séparer du chlorhydrate de neuridine. Le platinate de ce sel cristallisa en paillettes superposées très caractéristiques. Pour plus de sûreté je fis l'analyse de son sel d'or qui donna les résultats suivants :

		Théorie
	VIII	
Au —	44.26	44.45

Afin que l'on ne m'objecte pas, que le résultat de mes recherches ne dépend que de la méthode que j'ai employée, j'indiquerai, tout d'abord, une autre analyse pratiquée sur les mêmes matières que celles qui ont servi pour l'analyse II, mais au moyen d'une méthode différente. Je crois d'autant plus nécessaire de dissiper de semblables doutes dès leur origine, que mes efforts ont tendu à étudier la formation des ptomaïnes aux diverses phases de la putréfaction progressive, et que sur un terrain de recherches aussi vaste et aussi difficile il faut employer constamment la même méthode, naturellement celle qui promet d'être la plus maniable et la plus fructueuse. Or, parmi les combinaisons de la neuridine, le *picrate* m'avait frappé particulièrement par sa faible solubilité. Aussi me suis-je promis d'utiliser cette propriété.

Expérience III

Extraction de la Neuridine par l'acide picrique.
— Les *mêmes viscères* de trois personnes furent abandonnés, pendant *trois jours*, à la putréfaction, dans les
mêmes conditions que pour l'expérience II. Puis, ils furent finement divisés et épuisés à chaud par de l'eau
acidulée avec l'acide chlorhydrique.

Après évaporation, l'extrait fut repris par l'alcool, à
diverses reprises, et chaque fois les parties insolubles
furent séparées par filtration.

Je traitai alors ces liqueurs alcooliques par une solution alcoolique d'acide picrique. Il se forma un précipité qui fut desséché et recristallisé plusieurs fois dans
l'eau bouillante. Ce précipité fort peu soluble, n'était,
ainsi que le montre l'analyse suivante, que du picrate
de neuridine :

| | Trouvé : | | | La théorie exige pour : | |
	IX	X	XI	$C^5H^{14}Az^2$ 2($C^7H^3Azo^6$ OH)	
C^{5}	36.50	—	—	204	36.42
H^{20}	3,8	—	—	20	3,57
Az^{5}	—	20.27	20.24	112	20
O^{4}	—	—	—	—	—

La solution préalablement alcalinisée laissa déposer
par évaporation, non seulement quelques cristaux de

picrate de neuridine, mais encore de l'acide picrique libre et un autre picrate. Ce dernier, dissout dans l'alcool chlorhydrique et additionné de chlorure de platine, se sépara en ses éléments. La base resta combinée au chlorure de platine pour former un sel double très soluble dans l'eau.

Recristallisé plusieurs fois dans l'eau, ce sel se déposa finalement en paillettes superposées, forme caractéristique du chloroplatinate de choline. Malheureusement, la quantité ainsi obtenue était insuffisante pour en faire l'analyse.

Des raisons que l'on comprendra m'ont empêché de faire une étude chimique approfondie des organes de cadavres arrivés à leurs différents degrès de putréfaction. De plus, toutes sortes d'inconvénients fort désagréables s'opposent à la division d'organes putréfiés. Aussi, dans la suite, ai-je procédé en prenant sur des cadavres aussi frais que possible des organes que j'ai, après les avoir divisés, abandonnés à la putréfaction dans des étuves. Je suis arrivé ainsi absolument aux mêmes résultats qu'en laissant putréfier les organes au sein même du cadavre. L'expérience suivante en est la preuve.

EXPÉRIENCE IV

Les *viscères des cavités thoraciques et abdominales* de trois sujets morts récemment, furent finement hachés puis, abandonnés à la putréfaction pendant *trois jours,* dans un vase incomplètement couvert et à la température moyenne d'une chambre. La bouillie ainsi obtenue fut, ensuite, traitée à chaud par de l'eau acidulée avec de l'acide chlorhydrique et amenée à l'état d'extrait sec. Cet extrait, fut épuisé plusieurs fois par l'acool, et les liqueurs furent, après avoir été alcalinisées, décomposées par une solution alcoolique d'acide picrique.

Il se forma un précipité de *picrate de neuridine* comme le démontre l'analyse ci-après.

$$\text{Trouvé :} \qquad \text{Calculé pour}$$
$$C^5H^{14}Az^2 \ 2C^6H^2(AzO^2)^3OH$$
$$Az \quad 20.49 \qquad\qquad 20.0\ 0$$

Les eaux-mères ne renfermaient que fort peu de choline.

Ainsi, on le voit, ce résultat concorde avec celui obtenu dans la précédente expérience qui, elle, avait porté sur des organes provenant directement de cadavres putréfiés.

Procédé d'extraction. — Je ferai remarquer tout de

suite, pour éviter les répétitions, que j'ai procédé de la même façon dans toutes les expériences suivantes, excepté cependant dans les expériences IX et X.

Voici, avec détail, l'exposition de ce procédé : les organes étaient enlevés vingt-quatre heures au plus tard après la mort, finement divisés avec la machine à diviser la viande et abandonnés à la putréfaction dans des vases incomplètement couverts et à la température normale d'une chambre.

La bouillie putréfactive était ensuite épuisée par l'eau chaude faiblement acidulée avec de l'acide chlorhydrique et cette solution évaporée à siccité. L'extrait sec était repris plusieurs fois par l'alcool, les parties insolubles séparées par filtration et la liqueur alcoolique filtrée était additionnée d'une solution alcoolique de bichlorure de mercure. Le précipité chloro-mercurique, recueilli et desséché, était, à plusieurs reprises, épuisé par l'eau bouillante.

L'eau bouillante dissout en effet les sels doubles de mercure et de ptomaïnes et laisse les substances collagènes et albuminoïdes à l'état de composés mercuriques insolubles. On séparait ces dernières par le filtre.

Quant à la solution elle laissait, par refroidissement, déposer des sels doubles peu solubles. Ces combinaisons mercuriques étaient ensuite décomposées par l'H^2S et épuisées par l'alcool.

La solution alcoolique était décomposée par une solution alcoolique ou aqueuse cencentrée de chlorure de platine, et les combinaisons doubles de platine isolées les unes des autres par des cristallisations successives dans l'eau bouillante.

Cette dernière manipulation était évidemment très pénible ; aussi y reviendrai-je avec plus de détails à propos de chaque expérience en particulier.

Expérience V

Cinq *foies* et cinq *rates* furent, après *trois jours* de putréfaction, soumis à l'analyse. En suivant le procédé que je viens de donner, j'obtins un mélange de sels de platine très solubles que je décomposai par l'H^2S.

La liqueur débarrassée du platine fut ensuite traitée par le chlorure d'or. Il se sépara ainsi un sel d'or où, après plusieurs recristallisations, l'analyse accusa une richesse de 44, 50 p. 0/0 d'or. Ce nombre concorde bien avec celui de la *composition aurique de la choline* qui, elle, en fournit 44, 45 p. 0/0.

Les eaux-mères retenaient encore un sel d'or très soluble que je décomposai par l'H^2S et qui n'était autre que du *chlorhydrate de triméthylamine*.

En effet ce qui le prouve c'est non-seulement la grande solubilité de ce chlorhydrate mais aussi ses réactions, à savoir :

Précipité blanc cristallin, très soluble dans l'eau, avec l'*acide phosphotungstique* ;

Précipité blanc granuleux avec l'*acide phosphomolybdique* ;

Précipité jaunâtre, *avec l'iodure double de potassium et de mercure* ;

Précipité blanc jaunâtre cristallin, *avec l'iodure double de potassium et de cadmium* ;

Dépôt rouge, avec l'*iodure double de potassium et de bismuth ;*

Précipité brun se transformant au bout de quelque temps en belles paillettes, avec l'*iode et l'iodure de potassium et l'acide iodhydrique iodé ;*

Précipité jaune cristallisant en aiguilles, avec l'*acide picrique.*

Retransformé en sel d'or ce chlorhydrate accusa à l'analyse 49,64 0/0 d'or. Ce chiffre répond à la théorie qui en exige 49, 37 0/0 pour le sel d'or de la triméthylamine.

Je n'ai pu trouver aucune trace de neuridine.

EXPÉRIENCE VI

Cinq *poumons*, trois *cœurs*, quatre *foies* et onze *reins* furent abandonnés pendant *trois jours*, dans un baquet en bois couvert, à la température normale d'une chambre. Puis ces organes, après avoir été finement divisés, furent analysés d'après la méthode exposée plus haut. J'obtins alors un *précipité platinique* qui, après plusieurs recristallisations dans l'eau, me parut composé de *quatre substances différentes*.

Tout d'abord, il se sépara des aiguilles mélangées à une petite quantité de paillettes. Malgré mes efforts, il me fut impossible d'obtenir ces aiguilles à un état de pureté suffisante pour en entreprendre l'analyse. Aussi, je décomposai ce mélange d'aiguilles et de paillettes par l'H^2S, dans l'espoir de pouvoir préparer un sel d'or susceptible d'être analysé. J'obtins, en effet, un sel double d'or sous la forme d'aiguilles dont l'analyse donna une fois 50, 04 0/0 d'or, et une autre fois 50, 24 0/0. Ces chiffres correspondaient à un sel d'or dont la formule $C^5 H^{18} Az^2 2AuCl^4$, trouvée plus tard, exige 25,50 0/0. d'or.

En outre, les eaux-mères des combinaisons platiniques laissèrent déposer des petites aiguilles jaune-clair, groupées en mamelons. Après plusieurs purifications leur analyse démontra qu'elles appartenaient au *chloro-*

platinate de neuridine, comme le démontrent les chiffres ci-dessous.

	Trouvé :			Calculé pour : $C^5 H^{14} Az^2 2H Cl Pt Cl$
	XVII	XVIII	XIX	
Pt —	38.37	—	—	38.49 0/0
H —	—	5.49	—	5.44 »
C —	—	—	11.70	11.65 »
Az —	—	—	3 38	3.10 »

Enfin, il se déposa encore une petite quantité de *chloroplatinate de choline*, sous forme de paillettes superposées, répondant parfaitement par sa richesse en azote (3,16 0/0) au chiffre exigé par la théorie.

EXPÉRIENCE VII

Six *foies* et six *rates* furent abandonnés pendant *sept jours* à la putréfaction.

La combinaison double que, après décomposition du précipité mercurique, j'ai obtenue avec le chlorure de platine se présenta sous forme de *paillettes et d'aiguilles* mélangées. Ce mélange fut décomposé par H^2S mais seule la nature des aiguilles put être déterminée.

Les sels doubles en dissolution dans l'eau furent débarrassés de leur platine sous forme de sulfure de platine et ces solutions évaporées.

Il se déposa ainsi de longues aiguilles que je purifiai autant que possible par des dissolutions réitérées dans l'alcool pour les transformer ensuite en sels d'or et de platine. L'analyse démontra que ces sels appartenaient à une seule et même substance.

Le sel de platine prismatique renfermait 38,05 0/0, de platine. Transformé en sel d'or il cristallisa en aiguilles renfermant 50,23 ; 50,14 et 50,30 0/0 d'or.

Dans les liqueurs mercuriques filtrées je constatai également, la présence d'une *ammoniaque organique*.

Après séparation du mercure ces liqueurs furent distillées avec de la lessive de soude et le produit passé, fortement alcalin, fut évaporé avec de l'HCl et additionné ensuite de chlorure d'or.

Il en résulta des aiguilles renfermant 49, 52 0/0 d'or et appartenant par conséquent au *sel d'or de la triméthylamine* pour lequel le calcul exige 49,37 0/0.

Expérience VIII

Onze *foies* et sept *rates* furent analysés après une putréfaction de *onze jours*. Après épuisement réitéré du précipité mercurique préalablement desséché et décomposé, j'ai obtenu un faible résidu d'une substance cristallisée en aiguilles, fournissant un *picrate* très difficilement soluble. Cette substance renfermait 20, 40 0/0 d'azote : je me trouvais donc, là encore, en présence du *picrate de Neuridine*.

$$C^5H^{14}Az^2,2(C^6H^2(AzO^6)OH)$$

Les solutions alcooliques traitées par le chlorure de platine laissèrent déposer des platinates qui, après plusieurs récristallisations, se présentèrent sous forme d'aiguilles et de paillettes rhombiques mélangées.

L'analyse du sel de platine cristallisant en aiguilles, donna les chiffres suivants :

	Trouvé				Calculé pour : $C^5H^{14}Az^2PtCl^6$
	XXVII	XXVIII	XXIX	XXX	
Pt —	38.06	..	—	—	38.29 0/0
C —	—	—	11.76	—	11.60 »
H —	—	—	3.34	—	3 48 »
Az —	—	—	—	5.40	5.41 »

Ce sel de platine fut alors transformé en sel d'or. Celui-ci se présenta sous la forme d'aiguilles longues et brillantes qui, en présence de l'acide sulfurique, tombèrent rapidement en efflorescence et perdirent leur éclat. Un séjour plus prolongé sous le dessicateur, leur fit perdre complètement leur eau de cristallisation. Les résultats centésimaux ci-après de l'analyse du sel d'or montrent que cette combinaison correspond à la formule.

$$C^5 H^{16} Az^2 2 Au Cl^4$$

	Trouvé :				Théorie
	XXXI	XXXII	XXIII	XXXIV	
Au	50.17	—	—	—	50,25 0/0
C	—	7.79	7.75	—	7.65 »
H	—	2.35	2.36	—	2.29 »
Az	—	—	—	—	3 57 »

Les autres sels de platine formaient un mélange d'aiguilles très fines et de paillettes. Les unes sont très solubles, les autres le sont peu. Après une longue et pénible purification, j'ai pu réussir enfin, à isoler une petite quantité de ces paillettes peu solubles, dans un état de pureté suffisant pour l'analyse. J'ai pu alors en déterminer analytiquement la nature.

	Trouvé :		Calculé pour : $C^4 H^{12} Az^2 2H Cl Pt Cl^4$
	XXXV	XXXVI	
Pt	39.50	—	39.52 0/0
Hz	—	5.67	5.58 »

Le sel d'or provenant de la transformation du sel de platine renfermait 57,50 0/0 d'or, 51, 30 0/0. Chiffre qui répond à la formule $C^4 H^{12} Az^2 2 HCl 2 Au Cl^3$, qui en exige théoriquement 51, 30 0/0.

Expérience IX

Influence de l'oxygène sur le rendement des pto-maïnes. — Dans les deux expériences suivantes, la durée de la putréfaction a été prolongée. Le mélange en fermentation a été, avec soin, tenu largement en contact avec l'air atmosphérique. J'espérais de la sorte obtenir un rendement plus considérable en ptomaïnes, bien que cet espoir fût en opposition avec les idées de Pasteur qui admet que les bactéries qui provoquent des fermentations, sont affaiblies dans cette aptitude par la présence d'oxygène libre.

Schützenberger, et dans ces dernières années Nægeli (1879) et Hoppe-Seyler (1881) ont démontré l'inexactitude de l'opinion de Pasteur, au moins quant à la levûre.

Déjà, du reste, en 1877, Jeanneret, dans un travail fait dans le laboratoire de Nencki, démontra avec des preuves absolument irréfutables, que la présence de l'oxygène libre active considérablement les processus de putréfaction.

On sait que le bacille de la putréfaction est le plus actif des bacilles de la fermentation. En effet, lorsque Jeanneret tenait complètement les mélanges putréfactifs à l'abri de l'air, en opérant dans une atmosphère de CO_2 ou d'Az, il arrêtait, sinon définitivement, du moins temporainement la formation des produits aromatiques, els que l'indol et le phénol.

Plus tard, en 1879, mes recherches sur les produits aromatiques de la putréfaction de l'albumine vinrent confirmer ces observations. Bien plus, l'accès libre et continu
de l'air déterminait une production rapide et abondante
d'indol et de phénol.

De tels résultats ne permettaient pas de supposer
que cette participation active de l'oxygène était de nature à faire dévier la marche des processus de la putréfaction et de déterminer ainsi la formation d'autres
produits. Afin que la bouillie putréfactive fût mise en
contact avec l'air athmosphérique sur une plus grande
étendue et d'obtenir ainsi un rendement plus considérable en ptomaïnes, les organes, après avoir été finement
divisés et écrasés aussi complètement que possible,
étaient, deux fois par jour, longuement et vivement
agités.

Du reste, les expériences suivantes éxécutées, d'après
le procédé ont complètement répondu à mon attente.

Le 20 mars j'abandonnai à la putréfaction douze *foies*
et onze *rates* près les avoir finement divisés. Quatorze
joursaprès je procédai à l'analyse de la bouillie ainsi
obtenue. Il va sans dire que chaque jour je n'ai pas
manqué de l'agiter au grand air afin de faire agir celui-ci
aussi complètement et aussi largement que possibe,

Quand j'ajoutais de l'acide chlorhydrique à cette boullie
elle se boursouflait considérablement, surtout si je la
soumettais en même temps à la chaleur.

En appliquant la méthode analytique qui a été exposée plus haut j'obtins des sels de platine dont la recristallisation donna un mélange d'aiguilles et de paillettes
qui étaient presque insolubles.

D'autres méthodes qui seront décrites plus loin per-
mirent de séparer complètement les aiguilles des paillettes, ce qui rendit possible l'analyse séparée de ces deux
substances.

Nouvelles bases. — L'étude des propriétés physiques

et chimiques des aiguilles, démontra que je me trouvais en présence du sel double de platine d'une *base nouvelle*, qui selon toute apparence se rapprochait de la neuridine. — En effet le dosage du platine donna 38, 03 0/0 de ce métal, nombre qui répondait bien aux résultats obtenus par le calcul.

La quantité de ptomaïnes obtenue dans cette expérience était si considérable qu'il me fut possible de déterminer également la composition du sel de platine cristallisé en paillettes. Je transformai ce sel en sel d'or auquel on peut donner assez rapidement l'état de pureté exigé pour l'analyse. Celle-ci a établi que j'avais opéré sur une combinaison répondant à la formule.

$$C^5 H^{14} Az^2 2Au Cl^3 + 2H^2O$$

	Trouvé :		Calculé pour : $C^5 H^{12} Az^2 2H\ Au\ Cl^4O\ 2H^2$
	XXXIX	XL	
H^2	4.29	4.18	4.47 0/0

	Trouvé :				Calculé pour : $C^5 H^{12} Az^2 2H\ Au\ Cl^4$
	XLI	XLII	XLIII	XLIV	XLV	
Au	51.43	—	—	—	--	51.30 0/0
C	—	6.27	6.30	6.37	—	6.25 »
H	—	2.08	2.14	2.03	—	1.82 »
Az	--	--	—	—	3.67	3.64 »

Le sel d'or fut ramené à l'état de sel de platine. Les résultats de l'analyse de ce dernier sel concordèrent entièrement avec ceux de l'analyse du sel d'or. Ainsi le sel de platine répondait à la formule.

8.

$$C^4 H^{12} Az^2 2H\,Cl\,Pt\,Cl^4$$

	Trouvé :			Calculé pour : $C^4 H^{21} Az^2\,2H\,Cl\,Pt\,Cl^4$
	XLVI	XLVII	XLVIII	
Pt	39.34	—	—	39.52 0/0
C	—	10.01	—	9.58 »
H	—	2.93	—	2.79 »
Az	—	—	5.54	5.58 »

Les eaux-mères d'où s'étaient précédemment déposées les paillettes platiniques retenaient encore un autre sel de platine qui cristallisa en fines aiguilles, très petites et très peu solubles. Ce sel renfermait 41,30 0/0 de platine. La petite quantité obtenue ne me permit pas de compléter son analyse.

EXPÉRIENCE X

Quinze *foies* et douze *rates* furent abandonnés à la putréfaction pendant trois semaines. La masse corrompue fut épuisée plusieurs fois par l'alcool et la solution ainsi obtenue complètement précipitée par la solution de chlorure mercurique. Le précipité mercurique purifié par plusieurs cristallisations dans l'eau bouillante, fut décomposé par l'hydrogène sulfuré et la liqueur filtrée et évaporée. L'extrait dissout dans l'alcool absolu laissa déposer, sous forme de belles aiguilles bien formées, environ 100 grammes d'une substance insoluble dans l'alcool mais très soluble dans l'eau. En la faisant recristalliser dans l'eau il se forma de longues aiguilles dures, transparentes, se liquéfiant rapidement à l'air. L'analyse de ce sel donna les résultats suivants :

	Trouvé :		Calculé pour : $C^3 H^{12} Az^2 2H Cl$
	L	LI	
C	29.54	—	29.81 0.0
H	9.00	—	8.70 »
Az	—	17.40	17.39 »

Transformé en sel d'or ce chlorhydrate donna un double aurate cristallisé en paillettes. L'analyse démontra qu'il contenait. 51,53 0.0 d'or. La formule $C^4 H^{12} Az^2 2H Au Cl^4$ en exige 51,30.

L'alcool avait entraîné des quantités considérables
d'un chlorhydrate qui, après avoir été séparé se forma en
belles aiguilles que l'humidité de l'air liquéfiait peu à
peu. Ces aiguilles furent purifiées par des recristallisations successives dans l'alcool étendu et transformées en
sel aurique. L'analyse de ce sel démontra qu'elles
renfermaient 50,54 0/0 d'or, ce qui me conduisit à lui
assigner la formule

$$C^5 H^{18} Az^2 2Au Cl^4$$

qui en exige théoriquement 50,25 0/0.

D'autres substances avaient en outre été entraînées
par l'alcool. Je les précipitai par l'addition de chlorure
de platine. En faisant cristalliser ce précipité platinique dans l'eau il se déposa un platinate presque insoluble, répondant à la formule :

$$C^5 H^{18} Az^2 Pt Cl^6$$

Les solutions mères retenaient deux autres sels de platine affectant des formes cristallines variées. L'un d'eux,
que j'obtins sous forme de cristaux lancéolés groupés
parallèlement donna à l'analyse les chiffres suivants :

	Trouvé :			Calculé pour : $C^5 H^{18} Az^2 Pt C^6 l$
	LIV	LV	LVI	
Pt	38.01	—	—	38.29 0/0
C	—	11.81	—	11.60 »
H	—	3.41	—	3.48 »
Az	—	—	5.35	5.41 »

La forme cristalline de cette substance n'est point son
seul caractère. Elle en possède d'autres, exposés plus

loin, qui la font considérer comme une *diamine* nouvelle, très différente de celle dont la composition centésimale indiquée plus haut correspond à la sienne.

Enfin, il a encore été possible de retirer une autre combinaison platinique des solutions mères. Celle-ci est caractérisée par de très petites aiguilles ayant la composition suivante :

Trouvé :

	LVII	LVIII
Pt —	38.74	—
C —	—	10.83
H —	—	3 23

II

EXAMEN DES RÉSULTATS OBTENUS
DANS LES EXPÉRIENCES FAITES SUR LA PUTRÉFACTION
DU CADAVRE HUMAIN.

L'aperçu historique qui précède reproduit aussi détaillées que possible, toutes les recherches faites jusqu'à ce jour sur le cadavre humain. J'y ai omis cependant les travaux de Selmi qui m'ont paru trop étendus pour y trouver place. Je trouve, dans cet aperçu, beaucoup d'indications qui me font penser à l'existence de ptomaïnes cadavériques ; cependant, et j'ai déjà insisté sur ce point au commencement de ce travail, personne, y compris même Selmi, n'a encore retiré jusqu'ici, des organes en putréfaction, un corps chimique parfaitement défini.

Néanmoins, en dépit de cette lacune, on s'est habitué à considérer l'existence de ces espèces chimiques comme un fait acquis. On se hâtait trop d'oublier, on le voit, que leur existence restait encore à démontrer dans le cadavre humain. Aussi, m'a-t-il paru utile de publier mes propres recherches. Mais, avant d'en examiner plus à fond les résultats, je ne puis me défendre d'appeler l'attention sur une source de profondes erreurs, erreurs qui sont inévitables si l'on ne parvient à rompre avec la manière de voir admise jusqu'à ces dernières années.

Se basant, en effet, sur des réactions obtenues avec des masses sirupeuses très impures, on se hâtait d'établir des caractères différentiels entre les alcaloïdes végétaux et les ptomaïnes et même des distinctions entre ces dernières. Bien plus, les seules preuves que l'on eût de l'existence d'alcaloïdes cadavériques, reposaient, le plus souvent, sur de simples expériences physiologiques entreprises avec ces masses sirupeuses.

Il est évident que les moyens d'extraction les plus usités introduisent toujours des sels de potasse et d'ammoniaque, voire même des peptones. Or, toutes ces substances, déjà toxiques par elles-mêmes, peuvent modifier profondément les phénomènes d'intoxication ainsi que les réactions. Ainsi la glycérine, qui se produit abondamment dans les décompositions des tissus animaux, facilite singulièrement la dissolution de ces substances. De plus, les produits qui se forment sous l'influence des procédés d'extraction sont toujours accompagnés de sels et de peptones. Nul doute, dès lors, que ce ne soit à la présence de ces dernières substances qu'il faille attribuer toutes les réactions communes aux ptomaïnes.

Aucun produit basique ne doit être considéré comme ptomaïne, que lorsqu'il a été bien démontré, par les méthodes rigoureuses de la chimie pure, qu'il constitue une espèce chimique unique parfaitement définie.

Sans doute, il ne m'a pas été possible, pour bien des raisons, de suivre dans leur évolution tous ces phénomènes, toutes les conditions qui accompagnent la dissolution du cadavre humain. Sans doute, je reconnais que dans les expériences précédentes la décomposition putride en présence de l'oxygène, n'est traitée que d'une façon insuffisante. Néanmoins, j'ai établi toute une série de résultats positifs.

Ainsi, tout d'abord, nous voyons :

Que les divers stades de la décomposition des organes cadavériques sont marqués par la formation de produits basiques divers;

Que maintes ptomaïnes disparaissent avec le temps et sont remplacées par d'autres;

Que certaines bases, rares au début, augmentent en quelque sorte avec la disparition d'autres substances basiques.

Ce sont là des faits qui peuvent étonner à première vue. Mais déjà l'étude des produits aromatiques de la putréfaction de l'albumine nous avait dévoilé des faits semblables. Nencki de nos côté, nous a montré que la formation de l'indol est intimement liée à certaines températures fixes; que la production du phénol, au contraire, est indépendante des variations thermiques, ainsi que le démontrent les travaux de Baumann et les miens. Et cependant, nous avons prouvé, Odermatt pour l'indol, et moi pour le phénol, que ces deux produits aromatiques sont totalement détruits par la putréfaction et remplacés par d'autres produits de la même série.

Aussitôt que chez l'homme, la vie s'est éteinte, la lécithine, ce corps si complexe, se dissocie en ses composants. L'extrême fragilité de cette substance nous laissait prévoir ce résultat. Aucun fait ne nous permet encore, de rattacher à une cause quelconque la séparation de la choline (hydrate d'oxyde de triméthyloxyéthylammonium) de l'acide phosphodistéarinoglycérique.

Ce dédoublement est-il dû à cette activité réductrice des tissus qui s'exerce si énergiquement aussitôt après la mort, et sur laquelle Ehrlich nous a tout récemment fourni d'intéressants détails? Est-il dû à la présence dans les organes de bacilles venus de l'intestin. Nous l'ignorons. Quoiqu'il en soit, il n'en est pas moins intéressant de constater que dans les organes qui n'ont pas encore ou à peine subi l'atteinte de la putréfaction, la choline est le seul alcaloïde que l'on trouve.

Cependant, la putréfaction ne tarde pas à engendrer dans sa marche progressive d'autres produits basiques. Ainsi, dès le troisième jour, j'ai pu retirer des viscères la neuridine :

$$C^5 H^{14} Az^2$$

cette diamine que j'ai trouvée déjà si souvent dans toutes mes recherches sur la décomposition des matières azotées.

Pour arriver à ce résultat, il importe peu que les organes soient pris sur un cadavre en voie de putréfaction, comme je l'ai fait pour les expériences II et III, ou sur un cadavre non putréfié et abandonné directement lui-même à l'influence de l'air comme cela a été pratiqué pour les expériences IV et VI.

Cette séparation de la neuridine, j'ai pu la réaliser soit par le chlorure mercurique, soit par l'acide picrique. Je ferai remarquer ici que l'insolubilité presque absolue du picrate de neuridine,

$$C^5 H^{14} Az^2 2(C^6H^2(AzO^2)^3 OH)$$

m'a été d'un très grand secours.

Ce picrate cristallise en aiguilles groupées en forme de barbes de plume. Ces cristaux, à peu près insolubles dans l'eau froide, ne se dissolvent que difficilement dans l'eau bouillante. L'alcool les dissout plus facilement.

Formes salines de la Neuridine cadavérique. — Nous connaissons donc trois formes salines de cette ptomaïne si universellement répandue, à savoir : le *Chloroplatinate de Neuridine* que j'ai décrit dans la première partie de cet ouvrage ; l'*Aurate de Neuridine* dont Bocklisch a tracé l'histoire dans le *Berich. d. Deut. chemi. Gesselsch. 1885 fascicule I;* enfin le *Picrate de Neuridine* dont il vient d'être question. Pour être complet j'ajouterai que ce picrate n'est pas fusible ; mais, vers 230° il commence à brunir en émettant des vapeurs jaunes, et à 250° il se charbonne complètement.

La neuridine se trouve toujours accompagnée de choline. Mais tandis que cette dernière disparaît peu à peu par les progrès de la putréfaction et cède sa place à la triméthylamine, la première augmente de jour en jour. — Il est à remarquer que la quantité de neuridine semble être en rapport avec la nature des organes putréfiés. Ainsi, les organes dont la putréfaction fournit la plus grande quantité de neuridine sont les intestins ; les organes glanduleux, au contraire, comme le foie et la rate n'en produisent que très peu.

Dans l'expérience V, qui n'a porté que sur la rate et le foie il a été possible de constater l'absence de la neuridine au troisième jour de la putréfaction. Sept jours ont suffi pour que la choline disparaisse complètement. Enfin ce n'est qu'après le quatorzième jour de la putréfaction qu'il devint impossible de retrouver trace de neuridine.

Il est à remarquer que l'on n'a jamais constaté la

présence de ptomaïnes bien toxiques pendant les premiers jours d'une putréfaction lente d'organes humains. *La formation d'une base très toxique correspond à la disparition de la Choline.* La tryméthylamine apparaît vers la même époque (expérience VII). On ne peut naturellement pas encore préciser si cette ammoniaque simple que la choline et la neuridine renferment dans leur molécule, constitue le résidu de la dissociation de ces deux bases.

Cadavérine. — C'est aussi à cette période de la marche du processus putréfactif que l'on a rencontré pour la première fois une ptomaïne jusq'alors inconnue, la *Cadavérine.* — L'expérience VI nous montre même que c'est vers le troisième jour de la putréfaction que cette base fait son apparition.

Elle n'est encore qu'en petite quantité à ce moment. Mais elle augmente par la prolongation de la putréfaction.

Sa purification est extrêmement difficile. Ce n'es que par des moyens indirects qui entraînent de grandes pertes, que l'on peut l'isoler des impuretés, et surtout de la grande quantité de petites paillettes, qui l'accompagnent toujours, après une décomposition putride prolongée.

Tout d'abord cette nouvelle base s'est présentée engagée dans une combinaison platinique. Elle se trouvait généralement, sous cette forme, au milieu de gros amas mamelonnés, d'un rouge sale,

composés par un grand nombre de petites paillettes et d'aiguilles fines.

En faisant recristalliser les aiguilles dans beaucoup d'eau il a été possible de les purifier isolément. Grâce à de nombreuses recristallisations et
surtout à une méthode qui est exposée plus loin
j'ai pu enfin obtenir des produits suffisamment purs
pour être soumis à l'analyse. Cette méthode de
purification, longue et pénible, modifie sensiblement la forme cristalline primitive du sel de platine. Ainsi, la première cristallisation avait fourni
de longues aiguilles, d'un rouge sale, et à la fin de
la purification indiquée ci-dessus j'ai obtenu des
cristaux moins foncés, dont la forme se rapprochait de ceux du chloroplatinate d'ammoniaque.
C'est là la forme qu'il convient de leur assigner
pour l'analyse.

L'importance que le sujet présente pour la pratique, la possibilité de confondre ces cristaux avec
ceux du chloroplatinate d'ammoniaque, m'enga-
gèrent à préciser leurs caractères cristallogaphi-
ques. Je dois la note suivante à l'obligeance de mon-
sieur le professeur Hirschwald qui a bien voulu
prendre leurs mesures.

« Les cristaux qui m'ont été remis, dit-il, sont
» nets et bien formés; ils mesurent 2 millimètres
» environ; leur couleur est jaune de chrôme. Ils
» appartiennent au système rhombique. Les me-
» sures ont été prises avec le goniomètre de Wollas-
» ton les facettes ne possédant pas, malgré leur déve-

» loppement élégant, un pouvoir réflecteur suffisant
» pour permettre l'emploi du goniomètre à lunettes.

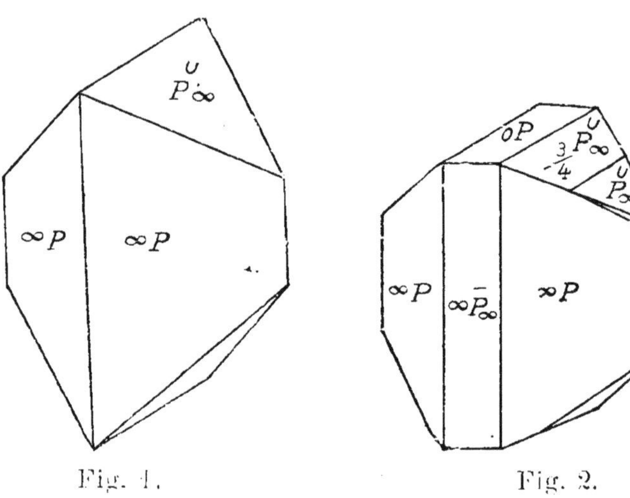

Fig. 1.

Fig. 2.

Mesures :

∞ P : ∞ P $= 106°36$ (au c)

$\bar{P}\infty$: P $\infty = 160°18$ (au b)

3/4 P S : op^{te} P $= 118°59$ (moyen)

3/4 $\bar{P}\infty$: $\bar{P}\infty = 160°22$ (moyen)

Par le calcul :

$118°10'40''$

$160°42'$

D'où, on peut déduire la valeur des axes :

$$a : b : c = 0,827272 : 1 : 1,34160$$

» Ces cristaux constituent des prismes courts.
» Les combinaisons sont :

$$\infty \text{ P. } \breve{\text{P}} \infty \text{ (fig. 1)}$$

» et

$$\infty \text{P. } \breve{\text{P}} \infty. \text{ 3/4 } \breve{\text{P}}\infty. \text{ op}^{\text{te}}\text{P. } \infty\bar{\text{P}} \infty. \text{ (fig. 2)}$$

» Comme

$$x\,\mathrm{P} : x\,\mathrm{P}$$

» et

$$\breve{\mathrm{P}}\,x : \breve{\mathrm{P}}\,x$$

» se rapprochent des angles de l'octaèdre régulier, et
» que les cristaux présentent ces formes en disposi-
» tions régulières, il en résulte une cristallisation
» d'apparence octaédrique.

» A la lumière polarisée les cristaux se montrent
» fortement biréfringents. »

Le sel d'or de cette base est très soluble. Il cristallise tantôt en cubes, tantôt en longues aiguilles
très brillantes sous le dessicateur, mais à l'air les
aiguilles se liquéfient rapidement et deviennent
opaques. Abandonné pendant quelque temps au
dessus de l'acide sulfurique, ce sel perd complètement son eau de cristallisation.

Afin de fixer les idées, je place ici sous les yeux,
toutes les valeurs analytiques obtenues avec les
deux combinaisons platinique et aurique de cette
nouvelle Ptomaïne.

Les diverses préparations du platine que j'ai
analysées m'ont fourni les chiffres suivants.

	Trouvé :					Calculé pour : $C^5 H^{15} Az^3 Pt Cl^3$
	XXVII	XXVIII	XXXVIII	XXIV	XXX	
Pt	38.03	38.00	38.05	—	—	38.29 0 0
C	—			11.70	—	11.60 »
H				3.34	—	3.48 »
Az				—	5.40	5.51 »

D'autre part, les préparations auriques ont donné les résultats ci-dessous.

Trouvé :

Calculé pour :
C⁵ II¹⁸ Az² Au Cl⁴

	XV	XVI	XXII	XXIII	XXIV	XXXI
Au	50.04	50.24	50.23	50.44	50.30	50.17
C	—	—	—	—	—	—
H	—	—	—	—	—	—
Az	—	—	—	—	—	—

	XXXII	XXXIII	XXXIV	Calculé pour
Au	—	—	—	50.25 0/0
C	7.79	7.75	—	7.65 »
H	2.25	2.36	—	2.29 »
Az	—	—	3.63	3.57 »

La composition centésimale du sel double de platine correspond par conséquent à la formule.

$$C^5 H^{18} Az^2 Pt Cl^6$$

et celle du sel d'or à la formule

$$C^5 H^{18} Az^2 2Au Cl^4$$

Nous voyons donc que les organes humains contiennent une *deuxième diamine*. Cette substance se rapproche probablement de la neuridine. D'ailleurs on ne connaît pas encore en chimie une diamine ayant cette composition.

Je donne à cette nouvelle base $C^5 H^{16} Az^2$ le nom de *Cadavérine*.

Bien que cette base semble être, au premier abord, un hydrure de neuridine, rien cependant, en dehors de la formule, ne justifie cette opinion d'une façon suffisante. Non seulement l'action des agents réducteurs sur la neuridine, tels que l'amalgame de sodium en solution alcoolique, ne produit aucunement la cadavérine, mais encore cette dernière substance ne se comporte nullement comme un dérivé de la neuridine dans ses dédoublements.

Je ne propose donc le nom de *Cadavérine* pour cette base, que parceque je ne l'ai rencontrée jusqu'ici que dans les cadavres humains et en quantité d'autant plus grande que la putréfaction avait duré plus longtemps. L'expérience X en a fourni jusqu'à présent le rendement le plus considérable.

La *Cadavérine libre* est entrainée par la vapeur d'eau. Elle distille sans se décomposer lorsqu'on la chauffe en présence d'hydrate de potasse ou de chaux sodée. Cette dernière expérience produirait nécessairement le dédoublement d'un dérivé de la neuridine avec séparation de triméthylamine parmi les produits de sa décomposition.

La *Cadavérine déshydratée* par la potasse, bout entre 115° et 120°. Son odeur fort désagréable rappelle celle de la *Coniine* : peut-être n'est-ce que cette base que l'on a décrite plusieurs fois sous le nom de *Coniine Cadavérique*.

Libre, la *Cadavérine* constitue un liquide épais, transparent, absorbant avec avidité l'acide carbonique de l'air en formant des cristaux.

Avec l'acide chlorhydrique et l'acide sulfurique, elle forme de beaux cristaux, bien développés, solubles dans l'eau, l'alcool et l'éther alcoolique, mais insolubles dans l'alcool absolu, l'éther, etc.

Par le repos à l'air son chlorhydate absorbe de l'eau et se liquéfie.

Avec les réactifs alcaloïdiques suivants, le *Chlorhydrate de Cadavérine.*

$$(C^5 H^{16} Az^2 2H\,Cl)$$

donne les réactions ci dessous :

1. Acide phosphotungstique :	précipité blanc très soluble dans un excès du réactif ;
2. Acide phosphomolybdique :	précipité blanc cristallin ;
3. Iodure de potassium et de bismuth :	aiguilles cristallines rouges ;
4. Iodure de potassium ioduré : 5. Acide iodhydrique iodé :	aiguilles cristallines brunes ;
6. Acide picrique :	aiguilles jaunes ;
7. Bichromate de potasse et acide sulfurique concentré :	précipité brun-rouge disparaissant à la longue ;

En outre il est à remarquer qu'une solution de chlorhydrate de cadavérine se colore légèrement en bleu avec le perchlorure de fer et le ferricyanure de potassium.

Les réactions de la *base $C^5 H^{16} Az^2$ libre* sont réunies dans le tableau suivant :

Acide phosphotungstique	précipité blanc très soluble dans un excès.
Acide phosphomolybdique	précipité blanc cristallin soluble dans un excès.
Acide phospho-antimonique	précipité blanc cristallin.
Iodure mercuro-potassique	précipité résineux.
Iodure de cadmium et de potasse	précipité d'abord résineux, se séparant peu à peu sous la forme de petites masses mamelonnées.
Iodure de bismuth et de potasse	précipité brun.
Iodure de potassium iodé	
Acide iodhydrique iodé	aiguilles brunes.
Acide picrique	aiguilles jaunes.
Acide tannique	précipité blanc amorphe.
Ferricyanure de potassium et perchlorure de fer.	coloration bleue.

Cette cadavérine chauffée avec du chloroforme et de la potasse dans l'alcool ne dégage nullement l'odeur infecte de l'isonitrile. En solution dans l'alcool elle ne développe pas, avec le sulfure de carbonne et le sublimé, l'odeur caractéristique de l'escence de moutarde. Ce n'est donc pas une base primaire.

La base libre, dissoute dans l'alcool méthylique, fut traitée par un excès d'iodure de méthyle, puis, après évaporation, débarrassée de l'iode par l'oxyde d'argent. La solution chlorhydrique additionnée de chlorure de platine, a fourni ainsi un sel double accusant 36.88 et 36.830/0 de platine dans sa molécule. La cadavérine avait donc, par substitution, fixé deux groupes méthyliques tel que l'enseigne la formule : $C^5 H^{11} (CH^3)^2 Az^2 2H Cl Pt Cl^4$ qui exige 36.38 0/0 de platine.

Ce *Platinate de Diméthylcadavérine* cristallise en longues aiguilles d'un rouge clair. Des cristallisations réitérées ne font nullement varier cette forme cristalline, ce qui constitue déjà un caractère différentiel entre ce sel et le chloroplatinate de cadavérine ordinaire. L'eau dissout assez mal ces aiguilles.

Putrescine. — La cadavérine est toujours accompagnée d'un sel double de platine dont les paillettes cristallines, vues au microscope, offrent dans leur configuration une grande ressemblance avec les tablettes de cholestérine. Ces paillettes, à l'état pur, se présentent toujours en couches superposées. L'eau froide les dissout assez difficilement. Elles se dissolvent très bien dans l'eau chaude et présentent, quand elles sont pures, un magnifique reflet d'argent. Ces caractères nous portent à considérer cette substance comme une *troisième diamine* jusqu'ici inconnue en chimie. Son apparition se fait dès le quatrième jour de la décomposition. Cependant ce n'est qu'après 11 jours de putréfaction que j'ai pu en obtenir des quantités relativement considérables et suffisantes pour en permettre l'analyse.

Au bout de quinze jours ou trois semaines de fermentation putride (expériences IX et X) il s'en produisit des quantités telles qu'il me fut possible d'entreprendre l'étude complète des propriétés de cette nouvelle combinaison platinique. Hâtons nous cependant d'ajouter, que la solubilité de ces paillettes, très voisine de la solubilité des aiguilles platiniques de la cadavérine, entravait la séparation des deux sels que je ne pus isoler qu'au prix de pertes considérables.

Cette *troisième diamine* répond à la formule empirique $C^4 H^{12} Az^2$. Sa composition est donc celle d'une *butylène-diamine*.

Lorsque l'on chauffe le chlorhydrate de cette base avec du nitrate de potasse en solution aqueuse concentrée, il se produit une huile soluble dans l'eau que l'on peut extraire avec l'éther et qui, avec le phénol et l'acide sulfurique, développe la réaction des *nitroses* de Liebermann. Il ne s'agit donc pas ici d'une butylène-diamine, mais d'une diamine secondaire construite sans doute de la façon suivante:

$$
\begin{array}{c}
AzO \\
| \\
CH^2 - Az - CH^3 \\
| \\
CH^2 - Az - CH^3 \\
| \\
AzO
\end{array}
$$

Cette base serait par conséquent une *éthylène-diamine diméthylique*. J'espère qu'en opérant sur une plus grande quantité de matière il me sera possible de produire à l'appui de cette opinion, des preuves concluantes. En attendant je me contenterai d'assigner à cette ptomaïne un nom vulgaire. Je choisis celui de *Putrescine* (de *putresco*, tomber en putréfaction).

Propriétés physiques et chimiques de la Putres-

cine. — La base libre constitue un liquide clair comme de l'eau, assez mobile, d'une odeur spermatique particulière rappelant un peu les bases pyridiques.

Elle absorbe assez rapidement l'acide carbonique de l'air, mais sans perdre pour cela son odeur désagréable, et forme ainsi un carbonate de prutrescine qui cristallise.

La prutescine libre bout à 135° environ. Distillée avec de la potasse concentrée elle ne se détruit pas ; les vapeurs d'eau ne l'entraînent que difficilement.

Le tableau suivant donne un aperçu d'ensemble des principales réactions de cette base libre $C^4 H^{12} Az^2$.

Acide phosphotungstique	précipité blanc soluble dans un excès.
Acide phosphomolybdique	précipité jaune.
Iodure mercuro-potassique	précipité oléagineux cristallisant peu à peu.
Iodure de bismuth et de potassium	précipité oléagineux cristallisant peu à peu.
Iodure de cadmium et de potassium	précipité oléagineux cristallisant peu à peu.
Acide picrique	aiguilles jaunes.
Acide tannique	précipité blanc sale.

La *Putrescine* forme avec les acides des sels susceptibles de former de très beaux cristaux. Le chlorhydrate $C^4 H^{12} Az^2 2HCl$ donna à l'analyse les nombres suivants :

	Trouvé :		Calculé pour :
	I	II	$C^4 H^{12} Az^2 2H Cl$
C	29.54	—	29.81 0/0
H	9.00	—	8.70 »
Az	—	17.40	17.39 »

Le chlorhydrate de putrescine, contrairement au chlorhydrate de cadavérine, n'est pas hygroscopique ; exposé à l'air pendant des journées entières, sa surface ne se modifie nullement. Il forme de longues aiguilles incolores et transparentes, très solubles dans l'eau, peu solubles dans l'alcool étendu et complètement insolubles dans l'alcool absolu. Cette dernière propriété peut être utilisée pour séparer ce sel du chlorhydrate de cadavérine.

Le *Chlorhydrate de Putrescine* donne les réactions suivantes :

Acide phosphotungstique :	précipité blanc.
Acide phospho-antimonique :	précipité jaune.
Iodure mercuro-potassique :	précipité d'abord amorphe, se changeant rapidement en aiguilles cristallines.
Iodure de bismuth et de potassium :	précipité d'abord amorphe, se changeant rapidement en aiguilles cristallines.
Iodure de potassium iodé : Acide iodhydrique iodé :	précipité brun cristallin.
Acide picrique :	belles aiguilles, bien développées, larges, très peu solubles.

Le *Choroplatinate de Putrescine*, qui est presque insoluble dans l'eau, a une composition représentée par la formule.

$$C^4H^{12}Az^2, 2HCl, PtCl^4$$

Dans son état de plus grande pureté ce sel se présente sous la forme de paillettes hexagonales que le miscroscope permet de voir superposées en nombreuses couches. Voici les résultats analytiques fournis par ce platinate.

	Trouvé :					Calculé pour : $C^4 H^{11} Az^2 2H\ Pt\ Cl^4$
	XXXV	XLVI	XLVII	XXXVI	LVIII	
Pt	39.50	39.34	—	—	—.	39.52 0/0
C	—	—	10.01	—	—	9.58 »
H	—	—	2.93	—	—	2.79 »
Az	—	—	—	5.67	5.64	5.58 »

Le *sel double d'or et de putrescine* que l'eau ne dissout que difficilement, cristallise également en petites paillettes. Sa composition peut empiriquement se traduire par la formule.

$$C^4 H^{12} Az^2 2H\ Au\ Cl^4 + 2H^2 O$$

L'eau de cristallisation ne se sépare complètement que vers 110°. Le sel anhydre a fourni les données suivantes :

	Trouvé :						Calculé pour : $C^4 H^{12} Az^2 2H\ Cl\ Au\ Cl^2$
	XXXVII	XLII	XLI	XLII	XLIII	XLIV	XLV	
Au	51.50	51.53	51.43	—	—	—	—	51.30 0/0
C	—	—	—	6.27	6.30	6.37	—	6.25 »
H	—	—	—	2.08	2.14	2.03	—	1.82 »
Az	—	—	—	—	—	—	3.67	3.64 »

La détermination de l'eau de cristallisation a donné les chiffres suivants.

	Trouvé :		Calculé pour $C^4 H^{12} Az^2 3H\ Cl\ Au\ Cl^2 + 2H^2O$
	XXXIX	XL	
H^2O	4.29	4.18	4.47 0/0

La production de putrescine n'est pas spéciale aux organes glanduleux de l'homme. Ainsi en examinant de nouveau des ptomaïnes que j'avais retirées autrefois de chair humaine, et de viande de cheval, je fus amené à décomposer du platinate de neuridine dans le but d'obtenir une certaine quantité de neuridine pure. Cette neuridine était accompagnée d'une si grande quantité de putrescine qu'il m'a été possible de préparer et d'analyser son sel d'or et d'en déterminer la nature.

Saprine. — Parmi les produits de la décomposition putride des organes humains, j'ai encore trouvé une *quatrième diamine*. La composition centésimale de cette substance est absolument analogue à celle de la cadavérine ainsi qu'il ressort des résultats analytiques ci-dessous.

	Trouvé :			Calculé pour : $C^5H^{14}Az^2$ Pt Cl^6
	LIV	LV	LXI	
Pt	38.08	—	—	38.19 0,0
C	—	11.80	—	11.60 »
H	—	3.41	.	3.48 »
Az	—	—	5.35	5.41 »

Cependant, ces deux substances se différentient par les caractères suivants :

1° Le *Platinate de Cadavérine* est très difficilement soluble dans l'eau, tandis que le platinate de la nouvelle diamine est beaucoup plus soluble.

2° Les cristaux de chloroplatinate de cadavérine présentent la forme rhombique ; le chloroplatinate de la nouvelle diamine cristallise au contraire en aiguilles soyeuses groupées parallèlement.

3° Enfin, la différence qui existe entre les propriétés des chlorhydrates et des aurates de ces deux corps est une preuve concluante qui établit cette

manière de voir. Ainsi le chlorhydrate de cadavérine exposé à l'air se liquéfie peu à peu. Son
sel d'or cristallise en magnifiques aiguilles très
solubles. La nouvelle base dont il est question
ci-dessus, donne, au contraire, un chlorhydrate
qui cristallise en aiguilles plates. Exposées à l'air,
même pendantlongtemps, ces aiguilles n'en absor-
bent aucunement l'humidité. Enfin, cette base ne
forme aucune combinaison avec le chlorure d'or.

En attendant que sa constitution soit déterminée,
je donne provisoirement à cette substance le nom
de *Saprine* (de σαπρος, putréfié.)

Les réactifs du chlorhydrate de cadavérine sont
aussi ceux du *chlorhydrate de saprine*. Ainsi, le
perchlorure de fer et le ferricyanure de potassium le colorent légèrement en bleu. Cependant,
on n'obtient pas la coloration rouge-brun que donne
le chlorhydrate de cadavérine en présence du
bichromate de potasse et de l'acide sulfurique
concentré. De même, la saprine qui est entraînée
par la vapeur d'eau et qui distille sans se décomposer en présence de la lessive de potasse, qui émet
de faibles odeurs de bases pyridiques et qui vis-
à-vis des réactifs se comporte comme la cadavérine, ne donne cependant avec l'iodure double
de potassium et de bismuth qu'un précipité
amorphe, alors que la cadavérine forme avec les
mêmes réactifs un précipité ayant une forme
cristalline.

Enfin, je signalerai la coloration bleue intense

que la saprine libre donne avec le perchlorure de fer et le ferricyanure de potasium.

Tous ces composés : *Neuridine, Cadavérine Putrescine, Saprine* ne jouissent d'aucune propriété physiologique appréciable. La *Choline* seule, administrée à forte dose, occasionne, comme on l'a vu plus haut, des effets qui rappellent la *Muscarine*.

Quant à la *Triméthylamine* il faut en injecter des quantités encore plus fortes pour déterminer des effets toxiques.

Je n'ai rencontré de substances nettement toxiques dans les organes en voie de décomposition qu'à partir du septième jour du processus putréfactif. Et encore, leur quantité était si minime qu'il me fut impossible, tout d'abord, d'en faire une étude plus approfondie. Ces substances paraissent d'ailleurs être d'une grande instabilité. En tout cas, leur purification en diminue considérablement les proportions.

Pour moi, les *ptomaïnes toxiques* que j'ai extraites de cadavres humains se réduisent à deux. Nous voyons dans l'expérience IX que ce n'est qu'après quinze jours de putréfaction que la quantité de l'une d'elles fut suffisante pour préparer et analyser son sel double de platine. Cette analyse accusa 41. 30 0 0 de platine. Cette ptomaïne ne précipitant pas le chlorure mercurique en solusolution alcoolique se retrouvait naturellement dans les eaux-mères. Pour être bien sûr que j'opérais sur une substance pure, le sel de platine restant fut décomposé et les liqueurs évaporées. Finalement ces liqueurs se prirent en une masse de petites aiguilles très hygrométriques.

Cette substance injectée à des cobayes et à des lapins ne produisit que des mouvements péristaltiques de l'intestin. Les autres fonctions ne furent pas modifiées d'une façon appréciable. Cette exaltation des mouvements péristaltiques de l'intestin, se prolongea pendant plusieurs jours en occasionnant des évacuations intenses.

Mydaléine. — Une autre substance toxique qui se trouvait dans les liqueurs après sept jours de putréfaction, injectée sous la peau, produisit des troubles bien plus considérables. Et encore, ainsi que le démontre l'expérience, ce n'est qu'après trois semaines de putréfaction, qu'on put en isoler une quantité suffisante pour en étudier les propriétés.

Cette substance précipite le chlorure mercurique. Le précipité n'est insoluble que dans l'acool absolu. Cette propriété entrave sa complète séparation à l'état de chlorure double de mercure et de ptomaïne.

Elle exige, en outre, que l'on constate sa présence dans les liqueurs séparées par filtration du précipité mercurique.

Le chlorhydrate de cette base ne cristallise que très difficilement, même après un long séjour dans l'excicateur. Il se liquéfie facilement à l'air. Avec les réactifs des alcaloïdes il donne les réactions suivantes.

Chlorure de platine	aiguilles microscopiques.
Chlorure d'or	gouttelettes huileuses.
Acide phospho-molybdique	précipité jaune amorphe.
Acide phospho-tungstique	précipité blanc soluble dans un excès.
Iodure mercuro-potassique	gouttelettes jaunes huileuses.
Iodure de bismuth potassique	
Iodure potassique ioduré	huile brune sale.
Acide iodhydrique iodé	
Acide picrique	huile jaune.
Ferricyanure de potassium et perchlorure de fer	coloration bleue intense immédiate.

Ce tableau montre que, seul, le sel double de platine cristallisa et permit ainsi de déterminer la composition de la ptomaïne.

Son analyse accusa la composition centésimale ci-dessous :

	LIVI	LVIII
Pt	38.74	—
C	—	10.83
H	—	3.23

Aucune formule définitive ne peut être déduite de ces chiffres. Néanmoins, il est permis de présumer que cette ptomaïne est également *une diamine* dont la molécule renferme quatre ou cinq équivalents de carbone. Cette composition la place très près des ptomaïnes cadavériques déjà décrites.

La petite quantité de substance que l'on obtient et la grande solubilité de son sel de platine rendent sa purification extrêmement pénible.

Je ne crois pas pouvoir mieux désigner ce corps qu'en lui donnant le nom de *Mydaléine* (putréfié, corrompu par l'humidité).

Action physiologique. — Les effets physiologiques de cette base sont tout à fait particuliers ainsi que j'ai pu le constater grâce à la petite réserve de substance que je possédais. |

De petites quantités injectées à des *cobayes* et à des *lapins* déterminèrent rapidement l'humectation de la lèvre inférieure et une augmentation de la sécrétion nasale. Peu à peu il se produisit un larmoiement abondant qui devint trouble et blanchâtre. Puis, les pupilles se dilatèrent, les conduits auditifs s'injectèrent d'une façon extraordinaire et la température rectale s'éleva de 1° à 2°. La dilatation des pupilles arrivée à son maximum n'était aucunement modifiée par l'action de la lumière.

Le poil était hérissé et parfois un frisson venait secouer l'animal.

Peu à peu, la salivation s'amoindrit et devint nulle, la respiration et l'activité cardiaque, très accélérées au début, se ralentirent, la température baissa, les oreilles pâlirent et les animaux se ranimèrent.

De plus, il y avait une tendance marquée au sommeil et les mouvements péristaltiques de l'intestin, étaient plus accentués.

Injectée à dose plus élevée sans dépasser toutefois 1/2 centigramme pour le cobaye, cette substance détermina des troubles très violents qui furent toujours suivis de mort.

Ainsi, la sécrétion des organes à libres musculaires lisses était des plus abondantes. La sécrétion salivaire et intestinale était si considérable que la litière de l'animal était toujours mouillée.

A cet état s'ajoutait encore un trouble profond des fonctions motrices. De plus, il survenait de l'exophtalmie et les pupilles étaient difficiles à observer par suite du déplacement des glandes lacrymales.

Lorsque l'action toxique avait atteint son maximum, les extrémités postérieures d'abord, puis les extrémités antérieures étaient frappées de parésie et l'animal tombait sur le ventre. — Il se produisait des contractions fibrillaires dans les divers groupes musculaires, la respiration devenait de plus en plus pénible et bruyante.

Parfois, l'animal relevait la tête, faisait des efforts pour respirer, exécutait quelques mouvements de défense avec ses membres, puis retombait anéanti au milieu de ses excréments. Peu à peu, la température baissait, les mouvements devenaient de plus en plus faibles et difficiles et l'animal mourait.

A l'autopsie je trouvais le cœur arrêté en diastole, l'intestin et la vessie comme contracturés. — A part cela, rien d'anormal, en apparence, dans les autres organes.

Sur un petit *chat*, auquel j'avais injecté 5 milligrammes de *chlorhydrate de Mydaléïne* pur préparé avec le sel de platine, j'ai observé les phénomènes suivants. Immédiatement après l'injection les pupilles se dilatèrent et résistèrent à l'action de la lumière. Le larmoiement était abondant et continu. L'animal se léchait sans interruption. Bientôt après survint une diarrhée profuse et des vomissements épais, blanchâtres. Peu à peu la sécrétion salivaire augmenta, les pattes se couvrirent d'une sueur abondante, et finalement l'animal s'étendit sur le flanc et tomba dans une sorte d'état léthargique. Bientôt, il se réveilla brusquement; sa respiration s'accéléra et il se mit à pousser des gémissements. Parfois, il se redressait pour retomber aussitôt après. Les glandes salivaires sécrétaient de plus en plus abondamment un liquide alcalin et visqueux.

De temps en temps l'animal était pris d'un tremblement généralisé qui s'accentuait par les excitations extérieures.

Peu à peu les membres postérieurs devinrent complètement paralysés, puis, ce fut le tour des membres antérieurs et l'animal fut dans l'impossibilité absolue de marcher. Pendant ce temps les muscles de l'abdomen et du dos étaient le siège d'un tremblement convulsif dû, sans doute, à la violence de la souffrance.

Enfin, il s'allongea sur le sol, les membres s'étendirent, la respiration qui était si fréquente au début diminua rapidement et devint difficile, les flancs se déprimèrent profondément. La fixité pupillaire disparut peu à peu et l'animal tomba dans un état de somnolence qui se termina par la mort.

A l'autopsie, je trouvai le cœur arrêté en diastole.

Les intestins presque vides ne renfermaient qu'une sécrétion claire et liquide; la muqueuse était légèrement injectée.

Les eaux-mères de cette substance me fournirent en outre des carbures d'hydrogène et une ptomaïne bouillant à 284°.

Les propriétés de cette nouvelle base seront exposées à la fin du chapitre suivant (1). Pour le moment il ne m'est pas possible de lui assigner une dénomination. n'ayant encore que des données insuffisantes sur sa nature.

(1) Voir à la page 181.

III

MÉTHODES GÉNÉRALES D'EXTRACTION
DES PTOMAÏNES

J'ai déjà exposé avec soin, dans la première partie de ce travail, les méthodes qui m'ont permis d'extraire des ptomaïnes d'organes en putréfaction. J'ai tout particulièrement insisté sur la nécessité de n'employer que des procédés ne pouvant donner lieu à la formation d'aucun produit artificiel.

Valeur des différents agents d'extraction. — Il ressort de cela, que l'on ne saurait entreprendre de semblables recherches avec d'autres véhicules que *l'alcool éthylique* et l'*éther*. L'épuisement par l'éther de solutions rendues alcalines ou acides s'est montré peu favorable pour atteindre notre but. Aussi, cette façon de procéder qui constitue la base des méthodes de Stas-Otto et de Dragendorf ne donne-t-elle que de médiocres résultats.

D'autre part, la distillation en présence d'alcalis caustiques ou terreux ne saurait être employée, si l'on n'a acquis préalablement, par d'autres méthodes non susceptibles de produire des dédoublements, la certitude qu'il existe des bases volatiles. Il ne reste donc pas d'autre moyen d'extraction que l'alcool éthylique et les substances qui peuvent entraîner les alcaloïdes dans des combinaisons insolubles.

De toutes les substances susceptibles de précipiter les dérivés ammoniacaux à l'état de sels doubles, *l'acide phosphomolybdique* est celle qui semble devoir donner les meilleurs résultats. En effet ce réactif engendre des combinaisons insolubles avec la plupart des bases ammoniacales. Mais la séparation ultérieure des alcaloïdes devient extrêmement compliquée et très infructueuse. L'acide phosphomolybdique ne peut être éliminé que par la baryte, et cette base, comme on sait, détruit facilement les alcalis organiques. De plus, cette opération ne permet pas de chasser l'ammoniaque dont le présence gène la purification des alcaloïdes.

Les autres réactifs à formule complexe, tels que *l'iodure double de potassium et de mercure, l'iodure double de potassium et de bismuth, l'iodure de potassium et de cadmium,* ne doivent être employés qu'avec précaution, car leur élimination par l'H²S entraîne la formation d'iode libre qui réagit facilement sur les alcaloïdes et les détruit.

Il m'a paru plus avantageux d'additionner les masses putréfactives *d'acide chlorydrique* en l'ajoutant avec précaution, afin de transformer les bases en chlorhydrates. Si l'on a soin de ne pas ajouter un trop grand excès d'acide, cette forme saline paraît augmenter la stabilité des ptomaïnes. Le mélange est ensuite amené à *consistance sirupeuse* dont on extrait les chlorhydrates d'alcaloïdes par l'*alcool absolu*. Les chlorures qui normalement sont insolubles dans ce liquide, y deviennent solubles grâce aux autres bases. On expulse l'alcool et on épuise le résidu à plusieurs reprises à l'aide d'une nouvelle quantité d'*alcool absolu*. Par ce fractionnement on opère déjà la séparation des bases les moins solubles. C'est cette méthode que j'ai souvent employée pour isoler le chlorhydrate de neuridine.

De plus, j'avais remarqué autrefois que *l'acétate neutre de plomb* et le *chlorure de mercure* ont la propriété de précipiter les ptomaïnes. Le bichlorure en solution alcoolique se montrait particulièrement apte à opérer cette séparation. Je fus ainsi amené à utiliser ces propriétés en procédant de la façon suivante. La solution alcoolique des chlorhydrates de ptomaïnes est additionnée d'un excès de solution alcoolique de sublimé et le mélange est abandonné au repos pendant 24 heures. Il se forme un précipité mercurique qui est repris et épuisé au moyen d'une grande quantité d'eau bouillante. Les parties insolubles sont séparées par filtration, opération qui enlève ainsi les peptones et les albuminates entraînés par l'alcool.

Les combinaisons mercuriques de ces substances sont complètement insolubles dans l'eau bouillante contrairement aux combinaisons des ammoniaques organiques qui s'y dissolvent très bien.

C'est ainsi que, grâce à la solubilité dans l'eau bouillante du chlorure double de platine et de choline, il est facile de séparer cette dernière des autres bases auxquelles elle se trouve mélangée. Pour cela, il suffit simplement de laisser refroidir les liqueurs préalablement filtrées à chaud et l'on voit alors le sel double de mercure et de choline se déposer, tandis que les autres alcaloïdes restent dissouts.

Extraction de la Choline. — Je tiens à faire remarquer ici que pour extraire la choline cette méthode peut remplacer avec avantage la méthode trop coûteuse basée sur l'emploi du platine. A cet effet on fait bouillir avec de l'acide chlorhydrique concentré des substances riches en lécithine telles que le jaune d'œuf et la masse encéphalique. La choline se sépare alors de ses combinaisons. On filtre pour enlever les matières insolubles, on sature l'excès d'acide chlorhydrique, puis on évapore au bain-marie. Le résidu sec est ensuite repris par l'alcool et la solution alcoolique ainsi obtenue additionnée d'une autre solution alcoolique de sublimé. Il se forme ainsi un précipité mercurique qui, après deux recristallisations se présente sous la forme d'aiguilles. Ces aiguilles sont formées par un chloromercurate de choline qui renferme six molécules de chlorure mercurique pour une molécule de choline comme le démontre l'analyse ci-dessous :

	Trouvé :				Calculé pour : $C^5 H^{11} AzO Cl^6 Hg Cl^2$
Hg	67.97	68.07	68.03	67.70	68.24 0/0

Pour obtenir ensuite le chlorhydrate de choline chimiquement pur il suffit de décomposer ce sel double par l'H^2S. On recueille ainsi un sel qui n'est souillé ni par l'ammoniaque ni par la potasse comme celui que l'on obtient par la méthode au chlorure de platine.

Souvent aussi, j'ai tiré un parti avantageux de l'insolubilité du picrate de neuridine dans l'eau froide et de sa très faible solubilité dans l'eau bouillante. Tout d'abord, on additionne la solution alcaloïdique d'acide picrique, la neuridine se précipite laissant les autres bases plus solubles qu'elles.

Séparation de la choline et de la neuridine. — Lorsque la *choline* et la *neuridine* se trouvent dans la même solution, on peut les séparer au moyen de la différence de solubilité de leurs picrates. Le picrate de neuridine se sépare immédiatement. Le picrate de choline qui est un peu plus soluble ne se sépare que par l'évaporation.

Le *picrate de choline* se présente, ainsi que le chloromercurate, en longues aiguilles qui, d'après l'analyse, répondent à la formule

$$C_2 H^2(AzO^5)^2 HO CII AzO$$

	Calculé :		Théorie
C —	40.07	—	40.00 0 0
H —	5.52	—	5.00 »
Az —	—	16.64	16.40 »

Le picrate de choline est plus soluble dans l'alcool que dans l'eau.

La différence de solubilité qui existe encore entre leurs sels d'or est encore un moyen très avantageux qui permet de séparer la neuridine de la choline. L'aurate de neuridine est, en effet, beaucoup moins soluble dans l'eau que le sel correspondant de choline.

Ainsi, on le voit, les moyens de séparer la choline de la neuridine et d'obtenir ces deux bases chimiquement pures sont assez nombreux.

Séparation de la cadavérine et de la putrescine. — Il en est autrement pour les autres bases que j'ai découvertes, la *cadavérine* et la *putrescine*. Leur séparation est une tâche beaucoup plus pénible. En effet, leurs combinaisons mercuriques sont très solubles dans l'eau. De plus la solubilité de leurs sels de platine est assez semblable et ces sels se dissolvent dans l'eau avec une rare facilité. Les points d'ébullition des bases libres sont assez rapprochés ; d'ailleurs les proportions relativement minimes de ces deux alcaloïdes ne m'ont jamais permis de tirer parti de cette faible différence des températures d'ébullition. Les difficultés à surmonter étaient donc des plus sérieuses.

Au début de mes recherches j'ai bien réussi à obtenir un sel de platine suffisamment pur pour être soumis à l'analyse en faisant recristalliser un certain nombre de fois du chloroplatinate de cadavérine. Mais cette méthode est trop compliquée et entraîne de trop grandes pertes pour être employée avec avantage.

La propriété que possède la putrescine de produire de belles aiguilles cristallines avec l'iodure mercuro-potassique contrairement à la cadavérine qui ne forme pas de combinaison, semblait devoir être un heureux moyen de séparer ces deux bases. Mais, ici encore, les résultats sont loin de répondre aux espérances. En effet, lorsque, après avoir enlevé le mercure par un courant d'H_2S et filtré la liqueur, on cherche à restituer les bases par l'évaporation, on voit la majeure partie des ptomaïnes se résinifier.

Ce phénomène est sans doute la conséquence de la formation de certains produits de substitution iodés.

Les sels d'or de ces deux bases alcaloïdiques paraissent jouir de propriétés qui permettent d'opérer la séparation de ces dernières. Ainsi, le chlorure d'or et de putrescine est très peu soluble dans l'eau, tandis que le sel correspondant de la cadavérine se dissout avec une grande facilité.

Mais, si l'on opère sur des quantités assez considérables de leurs chlorhydrates il est encore plus facile de les isoler par des recristallisations réitérées dans l'alcool à 96° bouillant. Le chlorhydrate de putrescine cristallise par le refroidissement en belles aiguilles, tandis que le sel de cadavérine reste dans les eaux-mères. On peut alors transformer celui-ci en chloroplatinate et le purifier isolément.

Séparation de la putrescine et de la saprine. — S'il est facile d'obtenir la *putrescine* à l'état pur en formant son sel d'or, il est difficile de transformer le sel d'or, très soluble, de la *cadavérine* en son sel de platine peu soluble. On pourra éviter cette manipulation fort longue si l'on possède une quantité assez considérable de l'alcaloïde. Tel fut par exemple le cas de l'expérience X. Dans ce cas ce qu'il y a de plus simple c'est de décomposer le précipité mercurique, d'éloigner le sulfure de mercure, d'évaporer la liqueur filtrée et d'épuiser le résidu par l'alcool. Le chlorhydrate de putrescine reste, tandis que le chlorhydrate de cadavérine est entraîné par l'alcool, d'où on le précipite ensuite par le chlorure de platine. Cette précipitation est d'autant plus utile, que l'alcool entraine encore d'autres combinaisons. Quelques cristallisations suffisent ensuite pour séparer, quoique difficilement, ces divers sels de platine retenus par l'alcool. Le chloroplatinate de cadavérine, grâce à sa solubilité, se sépare tout d'abord : une faible concentration des liqueurs suffit, en effet, pour déterminer le dépôt de ce sel, presque à l'état pur. Une concentration plus avancée le donne de plus en plus mélangé au sel correspondant de la *saprine*.

Finalement c'est ce dernier sel qui prédomine. En s'aidant de la loupe il est alors facile de séparer les chloroplatinates de cadavérine et de saprine. Le premier se distingue par son éclat et sa forme cristalline, le second, par l'aspect plus terne de ses cristaux qui sont souvent recouverts par les précédents. Quelques cristallisations dans l'eau suffisent ensuite pour obtenir à l'état à peu près pur le sel de platine de la *saprine*.

Extraction de la Mydaléine. — Les eaux-mères, dont on a extrait la saprine, renferment encore du *platinate de mydaléine*. Ce sel est très soluble dans l'eau et ne se sépare que sous l'influence d'une forte concentration des liqueurs ou par un repos prolongé sous l'excicateur; on le voit alors se déposer sous la forme de très petites aiguilles.

La purification de ce sel double est des plus difficiles à cause de sa grande solubilité et surtout à cause de la faible tendance que possède la mydaléine à s'unir aux métaux et à la plupart des substances organiques pour former des combinaisons insolubles. Aussi, a-t-il fallu se résigner à purifier autant que possible ce chloroplatinate par de simples cristallisations dans l'eau tiède employée en petite quantité, procédé qui entraîne naturellement de grandes pertes.

La précipitation de la solution alcoolique des ptomaïnes par le chlorure mercurique dissout dans l'alcool, me permit d'extraire la plus grande partie de ces alcaloïdes. Cependant, les liqueurs filtrées contenaient encore quelques substances basiques.

Aussi, ces liqueurs, après avoir été étendues d'eau, furent évaporées, et après expulsion de l'alcool, le mercure fut précipité par l'H_2S. On sépara le mercure par le filtre et dans la liqueur l'excès d'HCl fut saturé par la soude. La masse fut ensuite desséchée et épuisée par l'alcool absolu qui n'entraine que très peu de matières.

Extraction de la Triméthylamine. — C'est en opérant de la sorte sur les produits d'une putréfaction ayant duré sept jours (expérience VII) que j'ai trouv éde la *triméthylamine*. Il me fut facile de séparer cette base de l'ammoniaque qui l'accompagnait, en distillant leur solution sur de la potasse, et en recevant le produit distillé dans une solution de chlorure d'or.

C'est à cette même période de la putréfaction, que j'ai pu encore constater la présence, en petite quantité, de substances toxiques dans les eaux-mères du précipité mercurique.

Après 14 jours de fermentation putride, l'une de ces substances se trouvait même en assez grande quantité dans l'extrait alcoolique (expérience IX), pour qu'il me fût possible d'en fixer approximativement la nature par le dosage du platine contenu dans son sel de platine.

Nous venons de voir plus haut que la *mydaléïne*, ainsi que la plupart des autres ptomaïnes, est précipitée par le chlorure de mercure. Cependant, elle ne l'est qu'incomplétement, car on la retrouve encore dans cette portion des liqueurs qui nous occupe. Cette substance forme, en effet, avec le chlorure mercurique une combinaison qui est légèrement soluble dans l'alcool ordinaire et qui n'est insoluble que dans l'alcool absolu. C'est ainsi, que s'explique sa présence dans les liqueurs débarrassées du précipité mercurique. Ce n'est qu'en chassant par le vide les dernières traces d'eau, en reprenant le résidu par l'alcool absolu et en ajoutant à cette solution une nouvelle quantité de chlorure mercurique, que j'ai pu réussir à extraire la mydaléïne de ces liqueurs et encore, n'y ai-je réussi qu'incomplètement.

La *triméthylamine* est la seule amine simple dont j'ai pu constater la présence dans ces mêmes liqueurs.

Autres produits. — Pendant leur évaporation il se sépara une *huile rougeâtre* qui se rassembla à la surface. J'ai pu la séparer par décantation dans l'entonnoir. Elle ne manifesta aucune propriété toxique. Elle constituait un mélange de carbures d'hydrogène possédant une odeur goudronneuse particulière. La plus grande partie de ce mélange passa à la distillation vers 145° à 150° et vers 185°. Le produit qui avait distillé à 185° demeura liquide pendant quelque temps mais finit par se résinifier peu à peu à l'air.

Ni les alcalis ni les acides n'attaquèrent ces carbures à froid. Le brôme détermina un précipité floconneux abondant dans le liquide passé à 150°.

Chauffé avec l'acide nitrique concentré ce dernier carbure fournit des produits huileux légèrement colorés en jaune.

D'autres produits basiques, en petite quantité il est vrai, ont pu être, en outre, séparés, par la distillation fractionnée, des carbures qui les accompagnaient. Un seul de ces produits distillant vers 285°, s'est trouvé en quantité suffisante pour être examiné. Cette base saturée d'acide chlorhydrique, se dépose par l'évaporation en belles et longues aiguilles très solubles, même dans l'alcool absolu.

Avec le chlorure d'or et l'acide picrique cette ptomaïne fournit des produits huileux. Avec le ferricyanure de potassium et le perchlorure de fer elle se colore fortement en bleu. Avec le chlorure de platine elle forme un sel double extrêmement soluble qui se présente au microscope sous la forme d'aiguilles très fines.

Les solutions éthérées laissent déposer ce sel sous la forme de petites paillettes très ténues. Ces paillettes renferment 30, 36 0 0 de platine. Il semble qu'il s'agisse ici d'un dérivé pyridique. Cette base n'est d'ailleurs pas toxique et présente à l'état de liberté une légère fluorescence.

Après la séparation de la substance huileuse dont je viens de parler, les liqueurs qui la contenaient furent évaporées. Cette opération détermina un nouveau dépôt de chlorydrates alcaloïdiques adoptant, tantôt la forme de paillettes, tantôt celle d'aiguilles.

Ces chlorydrates sont la plupart insolubles dans l'alcool et sans action sur le chlorure de platine. Ils ne paraissent pas toxiques. Leur faible quantité ne me permit pas d'en approfondir ni la nature ni la constitution.

TROISIEME PARTIE

CONSIDÉRATIONS GÉNÉRALES. — APPLICATIONS
A LA PATHOLOGIE

En résumé, voici donc les ptomaïnes cadavériques
que j'ai pu isoler.

$$Choline \quad C^5H^{13}AzO^2$$
$$Neuridine \quad C^5H^{13}Az^2$$
$$Cadavérine \quad C^5H^{14}Az^2$$
$$Putrescine \quad C^4H^{12}Az^2$$
$$Saprine \quad C^5H^{14}Az^4$$
$$Triméthylamine \quad (CH^3)^3Az$$
$$Mydaléine$$

Mais, la série des bases cadavériques est certainement loin d'être épuisée. Ainsi, j'ai remarqué à côté
de la ptomaïne bouillant à 284°, l'existence d'une
autre base toxique dont il m'a été impossible de
déterminer la nature faute d'une quantité suffisante.
J'ai observé, en outre, sur diverses combinaisons
platiniques des formes cristallines essentiellement

différentes de celles que j'ai décrites, et qui doivent par conséquent appartenir à d'autres bases.

Ces ptomaïnes sont, pour la plupart, des *diamines*. Et ce fait est d'autant plus remarquable que jusqu'à ce jour aucune autre diamine n'avait été extraite d'organes humains ou animaux.

Tous ces corps ont, contrairement à mon attente, une composition simple et paraissent, autant qu'il est permis d'en juger actuellement, appartenir à la série grasse. Cette propriété élablit déjà, à elle seule, une différence profonde entre les alcaloïdes végétaux et les alcaloïdes animaux. Tout le monde sait, en effet, que les premiers sont des combinaisons complexes qui, pour la plupart, renferment un radical pyridique dans leur molécule.

Valeur des réactions dites spécifiques des ptomaïnes. — Cependant, quoique tout porte à considérer la plupart des ptomaïnes comme des dérivés des carbures éthyléniques $C^n H^{2n}$, je pourrais, cette fois encore, *démontrer l'inexactitude de l'opinion de ceux qui semblent admettre une réaction spécifique s'étendant sur tout le groupe des ptomaïnes.*

La coloration bleue produite par le ferricyanure de potassium et le perchlorure de fer, dont Brouardel et Boutmy ont fait une réaction générale de toutes les ptomaïnes, n'a pas davantage, ni la portée, ni l'importance que ces auteurs ont voulu lui attribuer pour la recherche des alcaloïdes cadavériques.

Des ptomaïnes énumérées plus haut, la *cadavé-*

rine, la *saprine*, la *mydaléine*, cette base qui bout à 284° dont je viens de parler, et une *autre ptomaïne* dont je parlerai plus loin et qui prit naissance sous l'influence de *bactéries pathogènes*, sont les seules qui aient produit, d'une façon nette, cette coloration bleue en présence de ces deux réactifs. Quant à la *choline*, à la *neuridine* et à la *putrescine* elles sont absolument indifférentes à ces réactifs. Encore, ne faut-il pas oublier que la coloration lorsqu'elle se produit ne constitue une indication utile, qu'autant qu'on agit sur des substances chimiquement pures. La présence de peptones, par exemple, ne manquerait certainement pas d'induire en erreur.

Quant à moi je n'ai pas, jusqu'ici, trouvé de réaction vraiment spécifique des ptomaïnes. L'*acide phosphomolybdique*, il est vrai, précipite bien toutes les ptomaïnes, soit en jaune, soit en blanc. mais comme ce réactif précipite également l'ammoniaque, on ne peut tirer de cette propriété aucune conséquence pratique et générale, rigoureuse.

Il y a un fait bien digne de remarque, c'est la grande quantité de bases inoffensives comparée au petit nombre de ptomaïnes toxiques que l'on rencontre dans les cadavres humains. Il est probable que l'action de l'oxygène contribue beaucoup à la formation des substances inoffensives, mais il paraît hors de doute aussi que d'autres facteurs y viennent ajouter leurs effets.

Du rendement des ptomaïnes. —La préparation

et la purification des alcaloïdes cadavériques ont été, pour moi, remplies de difficultés. Dans le cours des manipulations, ces substances diminuaient et disparaissaient même peu à peu, fait qui ne saurait être expliqué que par leur grande instabilité.

Rôle de l'oxygène. — L'action de l'oxygène sur le rendement des ptomaïnes a été très manifeste. Sa présence en augmente, en effet, singulièrement es proportions, ce que j'avais du reste déjà signalé dans mes précédentes communications.

L'application de cette importante propriété dans une dernière recherche, m'a donné des résultats dont je n'ai qu'à me louer.

Ainsi donc, toutes les fois que l'on soumettra à l'analyse des matières animales dans le but de rechercher des ptomaïnes ou dans un but analogue, je recommande, pour augmenter la proportion des alcaloïdes, de faciliter l'accès de l'oxygène, en agitant fréquemment ces matières.

Rôle des Ferments figurés. — Considérons maintenant, le rôle des ferments. S'il est vrai que les *bactéries* de la putréfaction sont susceptibles d'engendrer une longue série de ptomaïnes, les unes toxiques, les autres inoffensives et différant toutes par leurs effets ; s'il est vrai, que cette production peut se faire soit directement aux dépens des tissus, soit aux dépens de la matière non organisée, l'albumine ; s'il est vrai, enfin, que cette formation d'alcaloïdes est le résultat d'un simple dédoublement ou d'une destruction complète de ces matières premières, dont les éléments concourent, ensuite, à la reproduction synthétique des ptomaïnes; si tout cela est vrai, dis-je, on devait s'attendre à voir les bactéries pathogènes posséder cette propriété au plus haut degré.

Hypothèse sur le mécanisme de l'action des microbes pathogènes. — Nous ignorons encore complètement, les phénomènes qui se déroulent à la suite de l'invasion de ces microbes que l'on a rencontrés dans diverses maladies et qui ont été universellement considérés comme leur cause. Et ici, je veux parler de ces infiniment petits dont il sera facile de démontrer l'existence, grâce à la méthode de recherches que Koch a introduite dans les laboratoires. Aussi, nous en sommes réduits, à faire toutes sortes d'hypothèses pour expliquer les troubles pathologiques qui se manifestent à la suite de l'invasion des bactéries pathogènes.

Tout récemment, *Metschnikoff* a apporté des faits propres à jeter un certain jour sur beaucoup de ces manifestations pathologiques. Metschnikoff a, en effet, observé dans certaine maladie parasitaire des Daphnées, que les leucocytes peuvent directement et totalement dissoudre le champignon parasite. Il est dès lors permis d'admettre des processus analogues dans les maladies des vertébrés supérieurs.

D'après Metschnikoff la dissolution du champignon serait due à un liquide sécrété par les leucocytes.

Inversement, Metschnikoff a constaté que dans le

voisinage des cellules du champignon, les globules blancs se dissolvent peu à peu avec ces cellules. Il attribue cet autre phénomène à une sécrétion des conidies nuisible aux globules blancs.

L'action chimique des bactéries pathogènes nous est, jusqu'à présent, peu connue. Si nous savons que ces germes, ont la propriété de liquéfier les bouillons de culture de Kock ; si nous savons, en outre, que leur développement, soit à l'extérieur, soit à l'intérieur de l'organisme animal, détermine dans certaines conditions, la formation de gaz, voire même une putréfaction fétide, nos connaissances ne vont malheureusement pas plus loin. Nous connaissons peu les produits de dédoublement engendrés par ces bactéries, et encore, ceux que nous connaissons proviennent exclusivement de leurs cultures dans des solutions d'hydrates de carbone.

Ainsi, *Passet* avait déjà remarqué, que les huit espèces de champignons qu'il a trouvées dans le pus, donnent des cultures qui possèdent la propriété de coaguler du lait stérilisé. *Harnuk* pense, que cette coagulation est due à la *fermentation lactique.* Ces auteurs ont pu constater, en effet, dans le lait coagulé par les *staphylococcus pyogènes, aureus et citreus,* non seulement la présence de l'acide lactique, mais encore celle d'acide gras volatils dont ils n'ont pas déterminé la nature d'une façon précise.

Six mois avant cette publication, j'avais déjà fait observer que les coccus que *Friedländer et Frobenius* considèrent comme les éléments pathogènes de la *pneumonie croupeuse*, donnent naissance aux dépens d'hydrates de carbone, à de l'acide formique et surtout à de l'acide acétique et à de l'alcool éthylique.

J'ai également décrit, à cette occasion, un bacille dans les fèces humaines dont la culture, inoculée à des cobayes, déterminait infailliblement la mort. Ce bacille pathogène, mis en présence d'une solution de sucre de raisins, y produit surtout de l'acide propionique.

Avant de pouvoir mesurer l'énergie chimique de ces bactéries pathogènes il fallait surtout déterminer l'influence du ferment putréfactif dans la formation des produits toxiques.

Lorsque j'ai entrepris ce sujet je me suis efforcé, pour satisfaire aux exigences de la clinique, d'isoler les produits de dédoublement occasionnés par les bactéries pathogènes, et spécialement les ptomaïnes. Bien que les recherches que j'ai entreprises dans cette voie ne soient pas encore bien avancées, je crois cependant qu'il ne sera pas inutile d'en communiquer dès à présent les premiers résultats, les travaux ultérieurs que je me propose d'entreprendre pouvant être arrêtés par des circonstances imprévues.

Extraction des Ptomaïnes de Bouillons de cultures. — Tout d'abord. j'ai opéré avec le bacille que Koch et Ebert ont trouvé dans le typhus et que j'ai moi-même retiré de la rate d'une personne morte du typhus. Je me suis sans cesse assuré de son identité en comparant mes cultures à une culture type de bacille typhique que M. Kock avait obligeamment mis à ma disposition. Ce bacille se multiplie d'une façon remarquable dans des solutions de sucre de raisins stérilisé, ou d'amidon additionné d'une petite quantité de sels alimentaires. Ces solutions contenaient toutes 5 0/0 de ces substances nutritives. Ces bouillons parfaitement clairs au début, étaient, une fois ensemencés, très troubles après 24 heures de séjour à l'étuve à 30 degrés. En ouvrant alors un des ballons je percevais déjà très nettement l'odeur de l'alcool éthylique dont les proportions augmentaient rapidement de jour en jour.

En outre de cet alcool, il se forme encore une petite quantité d'acides gras volatils au milieu desquels l'acide acétique domine surtout. Avec le sucre de raisins il se forme également de l'acide lactique.

Après une incubation de 14 jours, deux ballons renfermant chacun environ 15 grammes de sucre de raisins, furent soumis à l'examen. Les produits volatils furent chassés par la distillation, en présence de l'acide sulfurique, et le résidu agité avec de l'éther qui entraîna un acide non volatil, l'acide lactique de fermentation. L'analyse donna les résultats suivants:

	Trouvé:	Calculé pour : $(C^3H^5O^3)^2\,Zn + 3H^2O$
H^2O	16.48	18.18 0/0

	Trouvé :	Calculé pour : $(C^3H^5O^3)^2Zn$
Zn	26.71	26.50 0 0

Le bacille typhique se développe également très
bien dans des bouillons préparés avec la peptone
Witt additionnée d'une petite quantité de sels alimentaires. Cependant il ne m'a pas été possible
d'isoler un seul produit de dédoublement.

Ce bacille se plaît mieux encore dans le bouillon
de viande auquel il communique très rapidement
une réaction alcaline.

La multiplication de ces microbes dans des mi-
lieux qui renferment de l'albumine, s'effectue sans
aucune formation d'H²S ni d'aucun autre produit
aromatique volatil, tel que l'indol ou le phénol dont
la présence est la caractéristique de la putréfaction
des matières albuminoïdes. Même après un repos
de huit semaines, il fut impossible de constater le
moindre dégagement gazeux. Cependant, je dois
observer qu'il se dégageait sans cesse des ballons
ensemencés, une odeur rappelant celle du petit-
lait.

Ptomaïnes du Bacille typhique. — A plusieurs
reprises, j'ai réussi à isoler de cultures du bacille
typhique le chlorhydrate très déliquescent d'un
produit basique. C'est en appliquant les méthodes
précédemment décrites pour la recherche des ptomaïnes, c'est-à-dire en précipitant les liqueurs par
le chlorure mercurique en solution alcoolique, que
j'ai obtenu ce résultat.

Le sel de platine de cette base est très soluble ; mais son sel d'or est à peu près insoluble, propriété qui peut être utilisée avec avantage pour la purification de cette base. Malheureusement, les proportions que j'ai retirées de ces cultures, même après quatre semaines de séjour à l'étuve, furent extrêmement petites.

Propriétés physiologiques. — L'étude des propriétés physiologiques de cette substance me démontra que j'étais en présence d'une nouvelle ptomaïne. Voici, en effet, les troubles qu'elle détermina chez des cobayes auxquels je l'avais injectée. Tout d'abord legère augmentation de la salivation et de la fréquence des mouvements respiratoires. Impossibilité de contracter les muscles des extrémités et du tronc sans que cependant ces groupes musculaires fussent atteints de paralysie vraie. Décubitus latéral. Impossibilité absolue de se relever, les pattes glissant à chaque tentative, impuissantes, sur le sol. Cependant, remis sur leurs jambes, ces animaux parvenaient encore à faire quelques pas, mais retombaient bientôt dans le décubitus latéral, en rejetant fortement leur tête en arrière.

A ce tableau s'ajoutaient les phénomènes suivants. Dilatation progressive et très prononcée des pupilles. Insensibilité de celles-ci à la lumière. Sécrétion salivaire profuse. Absence de convulsions, même sous l'influence des excitations extérieures. Diminution progressive des battements cardiaques et de la respiration. Evacuations diarrhéiques très abondantes.

La mort ne survint parfois que 24 ou 48 heures après l'inoculation.

A l'autopsie je trouvai toujours le cœur arrêté en systole, les poumons fortement hyperhémiés, les viscères généralement pâles et les intestins fortement contractés.

Propriétés chimiques. — Le chlorhydrate de cette ptomaïne me donna les réactions suivantes :

Acide phosphomolybdique :	Précipité blanc.
Iodure de potassium et de mercure :	Précipité banc jaunâtre.
Iodure de potassium et de bismuth :	Précipité brun-rouge.
Acide tannique :	Précipité blanc-jaune amorphe
Iodure de potassium ioduré :	Précipité brun (1).

(1) Il est intéressant de rapprocher de cette substance l'alcaloïde trouvé par M. A. *Villiers*, en analysant, par la méthode de Stas, les organes de deux cholériques morts dans le service de M. le professeur Hayem pendant la dernière épidémie de choléra. Ces deux sujets étaient morts l'un depuis 24 heures et l'autre depuis 12 heures seulement.

Cet alcaloïde est nettement caractérisé par sa réaction alcaline et par ses réactions chimiques.

Il se trouvait en quantité notable dans l'intestin. Les reins en contenaient des traces bien caractérisées; le foie et le sang du cœur des quantités à peu près nulles.

Cet alcaloïde est liquide; il possède une saveur âcre, une odeur d'aubépine assez franche.

Sa réaction sur le tournesol est nettement alcaline; c'est une base énergique, qui n'est pas mise en liberté par les bicarbonates alcalins, mais seulement par les alcalis.

Pour l'analyse de cette base j'ai employé son sel

L'iodure de mercure et de potassium précipite en blanc ses solutions et celles de ses sels.

L'iodure de potassium ioduré donne un précipité brun, même dans les solutions extrêmement diluées où l'iodure de mercure et de potassium ne précipitent plus, contrairement à ce qui a lieu d'ordinaire pour les alcaloïdes.

L'eau bromée donne un pécipité jaune.

L'acide picrique précipite les solutions en jaune. *Le chlorure d'or* en blanc jaunâtre.

Le *tannin*, le *bichlorure de mercure* précipitent en blanc les solutions concentrées.

Le chlorure de platine, le bichromate de potasse n'ont pas produit de précipité.

Le *ferricyanure* et le *perchlorure de fer* ajoutés à la solution de l'alcaloïde ou de ses sels, ne donnent pas immédiatement la réaction des ptomaïnes, et cette réaction ne se développe ensuite que lentement.

L'acide sulfurique pur, versé sur l'alcaloïde, produit une coloration violette, légère et fugace.

Le chlorhydrate de cet alcaloïde est neutre au tournesol ; il cristallise en longues et fines aiguilles transparentes, extrêmement déliquescentes.

Ainsi, on le voit, les mêmes réactifs employés par les deux expérimentateurs ont produit sur l'une et l'autre substance des réactions à peu près identiques.

Cet alcaloïde, injecté à la dose de 1 à 2 milligrammes sous la peau d'une grenouille, n'a déterminé qu'un ralentissement du cœur très passager et peu marqué. Les battements sont tombés de 39 à 34 pour remonter bientôt après à 40.

Sur le cobaye les troubles cardiaques furent plus accentués. Avant l'expérience le nombre des diastoles était de 258 par minute. — On injecte 6 milligrammes d'alcaloïde sous la peau et toutes les 5 minutes on reprend pendant une heure le nombre des battements cardiaques.

On observe alors des variations périodiques qui correspondent respectivement aux nombre 140, 258, 150, 60, 264, 90, 252, 120, 294, 222, 290, 222, 228,

APPLICATIONS A LA PATHOLOGIE

d'or qui est très facile à purifier à cause de son insolubilité.

Voici les chiffres que j'ai obtenus :

Az	41.91	41.97	
C	—	—	16.06
H	—		3.06

Ces résultats me portent à penser que cette base est une *triamine*, en admettant, cependant, que sa molécule ne renferme pas d'oxygène. Mais il ne sera possible d'avoir une opinion bien nette sur sa nature, que lorsque l'on opérera sur une quantité de substance beaucoup plus grande que celle que j'ai eue entre les mains.

De la formation de ptomaïnes dans quelques maladies. — J'ai déjà entrepris des recherches de ce genre se rapportant à quelques *septicémies*. On tend, en effet, de nos jours, à faire jouer un rôle prépondérant aux phénomènes chimiques qui accompagnent l'invasion des bactéries. Nous n'ignorons plus qu'un grand nombre de microorganismes peuvent déterminer des processus septiques. Ces faits, en effet, nous ont été démontrés par les

---

De plus, il se produisit trois quarts d'heure après l'injection, des secousses violentes et fugitives, d'abord dans les membres antérieurs, puis dans les membres postérieurs.

La mort survint le quatrième jour. Le cœur était en diastole et plein de sang. Le cerveau un peu congestionné. La surface pulmonaire ecchymosée.   (*Note des traducteurs*.)

recherches que *Ogston* et *Rosenbach* ont poursuivies à l'aide des méthodes d'investigations dont Kock a doté la science.

On a bien attribué aux microbes la propriété encore bien énigmatique d'engendrer des maladies, mais, jusqu'à ce jour, on a peu employé les procédés rigoureux de la chimie, pour pénétrer le mystère qui enveloppe ces propriétés pathogènes. La chose est, cependant, du plus haut intérêt pour la clinique, et pour ainsi dire, toute indiquée par les phénomènes morbides qui se déroulent dans le cours des maladies. Les oscillations anormales de la température, les arrêts que l'on observe dans le fonctionnement de certains organes, l'affaiblissement des facultés intellectuelles, les troubles que subissent les actes intimes de la nutrition et de la digestion, tout nous pousse à admettre que dans ces maladies, l'organisme est profondément ébranlé par des fermentations chimiques anormales. Il est évident, par exemple, que l'organisme atteint de septicémie est le siège de phénomènes chimiques d'un ordre très différent de celui qui existe dans l'organisme sain. J'en ai trouvé une preuve péremptoire dans les observations que j'ai publiées autrefois sur l'augmentation du phénol qui est éliminé dans certaines maladies infectieuses telles que la *diphtérie*, l'*érysipèle*, la *pyémie* et la *scarlatine*. J'ai réfuté, alors, l'hypothèse basée sur la putréfaction intestinale, que l'on admettait pour ces maladies, et j'ai établi que les maladies typhiques, soit le *typhus abdominal*, soit le *typhus recurrens*, se déroulent sans que la quantité de phénol augmente dans les urines, que ces maladies soient accompagnées de constipation ou de diarrhée (1).

J'ai démontré, que dans la plupart des cas de *scarlatine* que j'ai observés, l'élimination du phénol augmentait pendant la période d'éruption, alors qu'elle diminuait, au contraire, dans la période correspondante de la *rougeole*. On sait cependant combien grande est la ressemblance clinique de ces deux affections.

J'ai fait voir, enfin, que dans l'*érysipèle* de la face et dans la *pneumonie*, affections accompagnées de hautes températures, il y a augmentation du phénol dans le premier cas, tandis que l'on n'en trouve que des traces dans le second. Il était donc impossible de conclure de cela à une putréfaction intestinale ou à tout autre fait analogue.

Ainsi donc, l'augmentation considérable de produits normaux d'élimination qui accompagnent ces maladies infectieuses, nous permet d'admettre, sans crainte d'être taxé de témérité, une gradation parallèle des phénomènes chimiques consécutifs à l'infection. Tout cela nous conduit à penser qu'il existe des ptomaïnes.

Je passe sous silence les nombreuses assertions

(1) De son côté, M. Gabriel Pouchet (*Acad. des sciences*, 26 *janvier 1885*), a constaté l'absence presque constante de scatol dans les déjections de cholériques, fait que Brieger avait déjà observé chez les typhiques. (*Note des traducteurs*.)

émises sur la présence de ces corps dans l'urine, parce que personne n'en a jamais isolé aucun dans un état de pureté chimique à peu près suffisant. Le meilleur moyen de trouver une solution à toutes ces questions, c'est de pratiquer l'examen des cultures de microbes spécifiques.

La formation de ptomaïnes toxiques au sein de l'organisme doit, en effet, déterminer la mort aussitôt que la dose maxima qu'il peut tolérer, est dépassée. C'est dire que la quantité de ces ptomaïnes sera toujours trop faible pour que l'on puisse jamais en tirer quelque profit pour leur étude.

D'autre part, on peut admettre que la grande puissance de combustion que possède l'organisme, transforme rapidement en produits plus oxydés, les produits microbiques toxiques ou inoffensifs et en change ainsi complètement la nature.

L'observation suivante, assez remarquable par les manifestations cliniques qui y sont relatées a été le point de départ des recherches que j'ai entreprises dans ce sens.

Observation clinique. — Une jeune fille de dix-neuf ans, domestique, n'ayant jamais été malade, éprouva subitement, au milieu de ses occupations journalières, des élancements douloureux dans la fesse droite et tout le long du trajet du nerf sciatique, jusqu'au niveau du creux poplité. Les douleurs devinrent rapidement si intenses, qu'il fut impossible à la malade de se tenir couchée autrement que sur le côté sain.

La température monta à 39.,5 et 40°,3. Le pouls augmenta dans sa fréquence. La région de l'aine droite devint extrêmement sensible, surtout sous la pression. Cette douleur se localisa dans la partie postérieure de la cuisse droite jusqu'au creux poplité. Mais elle s'étendait également vers la paroi antérieure de l'abdomen.

La jambe droite prit la flexion caractéristique du début de la coxalgie. Cependant, la pression exercée sur la tête du fémur n'augmentait pas la douleur.

La malade conserva, d'abord, ses facultés intellectuelles, mais perdit bientôt connaissance et fut prise de délire. La surface de son corps se couvrit de nombreuses pustules purulentes entourées d'une auréole d'un rouge vif. L'articulation de la main gauche devint ensuite sensible et se tuméfia. Puis survint une vive inflammation de la conjonctive de l'œil gauche, et quelques heures après la cornée devint trouble, nuageuse. Le limbe supérieur présenta tout d'abord une opacité blanchâtre, semi-circulaire qui envahit rapidement toute la cornée, et en moins de vingt-deux heures la panophtalmie fût complète.

La rate était augmentée de volume ; l'urine ne renfermait que peu d'albumine. La mort survint au bout de sept jours.

L'*autopsie* montra, ainsi que l'avaient déjà établi les prévisions cliniques, que le foyer de la maladie se trouvait sous le *muscle iléo-psoas*. Il s'était developpé, sous ce muscle, un abcès qui avait décollé le périoste du pourtour de l'articulation coxo-fémorale. Cet abcès ne s'étendait pas au-delà de la crête de l'os iliaque.

D'autre part, les amygdales qui paraissent normales à l'extérieur renfermaient du pus en assez grande quantité. Tout autour de ces foyers purulents existaient de petites hémorrhagies.

De très petits foyers purulents existaient également

sur toute la périphérie du corps ; dans le cœur, dont la valvule mitrale présentait une petite infiltration récente, blanchâtre ; dans le péritoine et dans les organes qu'il recouvre. Seuls les organes génitaux étaient restés intacts.

Un abcès du spoas, dont la cause demeure inconnue, avait donc été chez cette malade, le point de départ d'une pyémie généralisée qui se termina rapidement par la mort.

Il est certain que les abcès tonsillaires n'étaient que secondaires, aucun symptôme n'ayant pu faire établir leur préexistence.

Cultures de staphylococcus pyogénès auréus. — Déjà du vivant de la malade on avait constaté dans le pus des abcès de la peau une énorme quantité de *coccus*. Ces germes transportés sur de la viande de bœuf, sur des bouillons et sur de la gélatine peptonisée de Kock, se développèrent en colonies ayant les caractères de celles produites par le *staphylococcus auréus* que Rosenbach a décrit le premier et dont il fait le germe de la septicémie.

Après la mort, je pris d'autre pus dans les divers foyers de purulence que présentaient les organes glanduleux de l'abdomen et le cœur et j'inoculai différents bouillons de culture. J'obtins toujours ainsi des colonies pures de ce *staphylococcus*.

Tous ces faits me portent donc à conclure que le cas de pyémie que je viens de décrire ne pouvait être imputé qu'à l'invasion du *staphylococcus pyogénès auréus*.

Je me suis, dès lors, attaché à l'étude de l'*énergie*

chimique de ce *staphylococcus*. Cultivé sur des bouillons de culture et des décoctions de viande à la température de 30 à 35°, il se multiplie avec rapidité, forme à la surface du bouillon de culture des colonies sphériques de couleur jaunâtre au début mais qui, avec le temps, deviennent plus foncées et même légèrement orangées.

De même que Rosenbach, je n'ai jamais constaté dans les cultures de putréfaction fétide.

Ptomaïne produite par le staphylococcus pyogénès auréus. — Afin d'étudier les produits de dédoublement déterminés par ces germes dans les matières albuminoïdes, j'ai entrepris l'expérience suivante.

Cent vingt-cinq grammes de viande de bœuf finement divisée et réduite à l'état de bouillie furent ensemencés avec ce staphylococcus, puis divisés en neuf ballons que j'abandonnai pendant quatre semaines dans une étuve à 30 ou 35°. Afin de désagréger et de disperser les colonies qui se formaient constamment à la surface sous l'aspect de petites masses pelotonnées, j'agitai souvent les ballons.

Au bout de ces quatre semaines, la viande se trouvait à peu près complètement dissoute. Je la soumis alors à un traitement chimique analogue à celui décrit plus haut. Le chlorure de mercure versé dans la solution alcoolique n'en précipita que de la peptone. La liqueur première retenait au contraire de fortes proportions d'ammoniaque et de petites quantités d'une base organique qui ne me parut pas toxique d'après les quelques essais que j'ai faits. Les cultures possédaient une réaction alcaline. Plusieurs dissolutions successives dans l'alcool amenèrent la séparation du chlorhydrate de la base qui se déposa finalement sous forme d'aiguilles incolores, non altérables à l'air.

Ce chlorhydrate combiné au chlorure de platine forma un sel double dont les cristaux présentaient l'aspect de petites colonnettes. Ce sel renfermait 32,93 p. 100 de platine.

Comme je n'ai jamais rencontré cette ptomaïne dans mes recherches sur les produits de la putréfaction, j'en ai attribué la présence uniquement à l'activité du *staphylococcus pyogénès auréus*. — Les réactions de son chlorhydrate, consignées dans le tableau ci-dessous, ne laissent aucun doute sur sa nature spécifique.

Acide phosphotungstique.	Précipité blanc soluble dans un excès de réactif.
Acide phosphomolybdique.	Précipité jaune floconneux.
Iodure de cadmium et de potassium.	Coloration rose faible.
Iodure de bismuth et de potassium.	Aiguilles rouge brun.
Iodure de potassium ioduré.	Séparation faible d'iode.
Acide iodhydrique iodé,	Gouttes huileuses.
Acide picrique.	Aiguilles jaunes.
Ferricyanure de potassium et perchlorure de fer.	Coloration bleue intense.

J'espère que des recherches ultérieures fixeront

définitivement la nature de cet alcaloïde qui paraît être très voisin de l'ammoniaque. Je me propose d'entreprendre des recherches analogues touchant les produits que peuvent déterminer d'autres germes septiques.

Telles sont les recherches qui m'ont permis de démontrer qu'il existe dans les cadavres humains des substances semblables aux alcaloïdes.

Les conséquences pratiques qui en découlent sont faciles à saisir. Désormais, en effet, lorsque dans les expertises médico-légales, l'on aura à établir l'existence de poisons végétaux, on ne devra plus, pour en affirmer la présence, se contenter de simples réactions obtenues en opérant sur des extraits ou des masses sirupeuses impures.

Afin d'éviter des confusions désagréables et des condamnations injustes, il sera donc absolument nécessaire de préparer et de présenter des produits purs, des espèces chimiques dont il faudra fixer l'identité avec précision par leurs réactions caractéristiques.

De leur côté les cliniciens pourront, s'ils veulent bien se donner la peine de s'engager dans cette nouvelle voie, y trouver d'utiles enseignements (1).

(1) En France, un certain nombre de chimistes et de cliniciens se sont déjà, depuis longtemps, engagés dans cette voie. Il n'est point douteux que leur nombre ne fera que s'accroître sous l'influence des idées et des résultats de M. Brieger et aussi, sous l'influence des nombreuses discussions aux-

Les observations cliniques plus ou moins fantai-

quelles se livrent depuis quelque temps les sociétés savantes.

Ptomaïnes dans l'état normal et dans les maladies. — Depuis quelques années M. le professeur *Bouchard* a entrepris une série de recherches sur la toxicité des urines normales et pathologiques. Il a démontré que les urines normales renferment des substances toxiques qui produisent sur les lapins, des troubles fonctionnels à peu près toujours les mêmes.

Les urines provenant d'organismes malades contiendraient en outre d'autres principes beaucoup plus toxiques qui auraient la propriété de faire surgir chez les animaux la plupart des troubles fonctionnels qui caractérisent l'affection des sujets desquels on a recueilli les urines.

Dans cet ordre de recherches, les investigations de M. *Bouchard* ont plus particulièrement porté sur les urines de malades atteints de *fièvre typhoïde*, de *pneumonie*, de *pleurésie infectieuse*, *d'ictère infectieux*, de *diarrhée putride*, etc., et dans ces derniers temps sur les urines de *cholériques*.

De son côté, M. *Villiers* a entrepris des recherches analogues en s'efforçant d'isoler à l'état de pureté ces principes toxiques et d'en préciser autant que possible les propriétés chimiques et physiques.

Il a retiré par la méthode de Stas des organes de deux enfants morts de *broncho-pneumonie* survenue dans le cours d'une rougeole, et des organes (foie, poumons, reins) d'un autre enfant mort de *diphtérie*, et également atteint de *broncho-pneumonie*, deux alcaloïdes possédant les mêmes propriétés et les mêmes réactions chimiques. Il les considère comme identiques.

Cet alcaloïde est liquide et volatil et possède une odeur piquante qui excite l'éternuement. Sa saveur est peu marquée, mais une goutte de sa solution placée sur la langue détermine bientôt une sensation caustique et un picotement qui dure assez longtemps. Il n'a pas de réaction sensible sur le tournesol et les bicarbonates alcalins le mettent facilement sistes, que l'on a l'habitude de présenter, souvent sans détails anatomiques, sont aujourd'hui, abso-

en liberté. L'éther l'enlève assez facilement à ses solutions aqueuses.

L'iodure de mercure et de potassium précipite en blanc ses solutions et celles de ses sels.

L'iodure de potassium ioduré les précipite aussi, mais la réaction est un peu moins sensible que la précédente.

L'eau bromée donne un précipité blanc jaunâtre. Cette réaction est très sensible et se produit dans les solutions très diluées que les deux réactifs précédents ne précipitent plus.

Le bichlorure de mercure donne un précipité blanc.

Le chlorure d'or forme un chloro-aurate blanc jaunâtre qui se forme lentement et qui se dissout à chaud sans réduction.

Tous ces précipités sont amorphes.

Le chlorure de platine, le *bichromate de potasse*, le *tannin* et l'*acide picrique* ne donnent pas de précipité.

Le ferricyanure n'est réduit que lentement. .

L'acide sulfurique le colore en brun rouge.

Il forme un chlorhydrate très nettement cristallisé sous la forme de prismes blancs opaques non déliquescents.

Cet alcaloïde se localise surtout dans le poumon, le foie et le rein.

Poursuivant ce genre de recherches M. Villiers a dirigé ses investigations sur les urines de personnes paraissant jouir de tous les attributs de la *santé* et sur des urines provenant de *malades* atteints d'affections bien caractérisées.

Il a procédé de la façon suivante. Un à deux litres d'urine acidifiée étaient évaporés à sec, d'abord à chaud, puis dans le vide.

Le résidu était repris par l'alcool absolu, la solution filtrée, évaporée dans le vide, et le nouveau résidu repris par une goutte d'eau. M. *Villiers* s'est restreint à manifester dans cette solution la présence des alcaloïdes et à y caractériser leur nature alcaline en les déplaçant par les carbonates alcalins en présence de l'éther, et en les enlevant ensuite à leur dissolution éthérée par l'agitation avec une goutte d'eau aci-

12.

lument insuffisantes, pour donner une idée juste et complète de l'état pathologique du sujet ou pour

dulée par l'acide chlorhydrique, et en répétant dans chaque cas les deux opérations alternatives.

Ainsi isolés, à l'état de chlorhydrates, ces substances produisent les réactions générales des alcaloïdes ; mais la faible proportion que M. *Villiers* a retirée des urines, ne lui a pas permis de les différentier entre elles.

Les premières expériences ont porté sur les urines de dix personnes en *bonne santé*. Deux fois seulement il a trouvé des alcaloïdes. Dans les huit autres cas, les urines n'en contenaient pas trace.

Il est à remarquer que ce dernier fait est en contradiction avec les résultats obtenus par M. le professeur *Bouchard*. D'après ce dernier, les urines contiendraient toujours, même dans l'état de santé le plus parfait, des alcaloïdes plus ou moins toxiques. De plus, les alcaloïdes fabriqués pendant *l'état de veille* auraient des propriétés absolument différentes de ceux fabriqués pendant le *sommeil*. — Les premiers seraient des poisons *narcotiques*, tandis que les seconds seraient au contraire *convulsivants*.

M. *Villiers* croit que les alcaloïdes que l'on trouve dans les urines de sujets jouissant en apparence de la meilleure santé, sont dûs à des troubles nutritifs constituant une indisposition invisible pour le médecin et souvent même inappréciable pour le sujet lui-même. Cette opinion repose surtout sur une série d'expériences qui ont porté sur ses urines.

Il a analysé régulièrement ses urines pendant quelque temps et il a toujours obtenu des résultats négatifs. Reprenant ensuite ces recherches à un moment où il était atteint d'une *légère bronchite*, puis, dans un autre cas où il éprouvait un *malaise* mal défini, accompagné de *fièvre*, il put alors constater nettement la présence d'alcaloïdes dans ses urines.

Les autres recherches poursuivies par M. *Villiers* ont porté sur les urines provenant de malades atteints de *rougeole, diphtérie, pneumonie, phtisie, abcès* à la tête.

classer dans tel ou tel groupe pathologique un ensemble de symptômes cliniques même parfaitement

Ces malades n'avaient pris aucun alcaloïde durant leur
maladie. Toujours, dans ces conditions, il a obtenu, ainsi que
M. Bouchard, des alcaloïdes nettement caractérisés.

Enfin M. *Pouchet*, s'est engagé de nouveau, récemment
dans l'étude de ces mêmes questions. Ses investigations
ont porté notamment sur les urines de malades atteints
d'*affections cérébrales sans fièvre* et sur la bile et les déjections de *cholériques*.

Dans les deux cas il a isolé des *ptomaïnes*.

Celle qu'il a extraite des déjections de *cholériques* par
épuisement avec le chloroforme, se présente sous forme
d'un liquide incolore, offrant l'odeur caractéristique des
bases pyridiques, s'oxydant à l'air et à la lumière avec une
extrême rapidité et se colorant d'abord en rose puis en brun.

Elle donne une réaction franchement alcaline au papier
de tournesol et forme un chlorhydrate qui se dissocie facilement par l'élévation de la température ou dans le vide.

Ce sel précipite par les réactifs généraux des alcaloïdes et
réduit instantanément et avec une grande énergie le mélange
de ferricyanure de potassium et de chlorure ferrique. Il
réduit énergiquement aussi le chlorure d'or et de platine, et
l'on ne peut obtenir de combinaison définie.

En essayant de faire cristalliser le chlorhydrate par évaporation ménagée au bain-marie, M. Pouchet, a éprouvé un
commencement d'intoxication assez intense qu'il relate en ces
termes : « Le début des accidents s'est montré dix-huit heures
» après l'inhalation des vapeurs de la base. Ces accidents
» ont consisté en un frisson extrêmement intense et prolongé
» avec une sensation de refroidissement des plus pénibles. Irré-
» gularité du pouls. Crampes douloureuses dans les membres
» accompagnées de tremblement, nausées sans vomissements
» ni diarrhée. Anurie absolue pendant plus de trente heures,
» malgré l'emploi abondant d'infusion de thé au rhum. Durant
» trois jours, présence de glucose en quantité très appréciable
» dans les urines. Durant une semaine, embarras gastrique
» avec état nauséeux très accentué et sensation très pénible

déterminé. Les progrès incessants des sciences biologiques obligent le médecin à s'efforcer de pénétrer l'essence et les rapports intimes de tous les phénomènes morbides qui, chaque jour, se présentent à lui.

» de froid, malgré le séjour dans une température chaude. »

Ces accidents se sont manifestés avec une intensité moindre chez le préparateur de M. *Pouchet*. Ce dernier s'était trouvé, il est vrai, moins immédiatement exposé aux inhalations des vapeurs de l'alcaloïde.

En somme, on le voit, c'est là, en grande partie, le tableau du choléra.

Ptomaïnes volatiles dans le choléra Indien. — Il est intéressant de rapprocher de ce fait, cet autre fait observé sur lui-même par M. *Le Bon* alors qu'il se trouvait dans l'Inde, au foyer même d'une épidémie de choléra.

En février 1885 M. *Le Bon* était à Kombakomum (sud de l'Inde) où le choléra sévissait avec une grande violence. Frappé surtout par la violence et la multiplicité des cas qui se produisaient dans une pagode voisine où se rendaient des centaines de prêtres et d'adorateurs, il prit la résolution d'aller étudier le foyer d'infection sur place. Il constata qu'au milieu de cette pagode, se trouvait un vaste réservoir sacré où fermentaient, sous l'influence d'une température de 53 degrés une grande quantité de matières organiques. Il s'en dégageait une odeur infecte. Malgré tout, les prêtres et les adorateurs n'en continuaient pas moins à s'y donner des ablutions et à y laver leur linge.

M. *Le Bon* ne resta que 10 minutes seulement auprès de ce réservoir, et fut pris de coliques violentes et d'une diarrhée abondante qui persista plusieurs heures.

En présence de ce fait, M. *Le Bon* conclut, que la putréfaction des matières organiques, sous l'influence d'une haute température, est capable de donner naissance à des *ptomaïnes volatiles*, absorbables par les voies respiratoires, et capables de déterminer des troubles analogues à ceux du choléra.

Grâce à la méthode fondamentale d'investigations
dont Koch a doté la science, nous pouvons aujour-

PTOMAÏNES DES MOULES

La littérature médicale renferme un grand nombres d'observations où sont décrites des intoxications plus ou moins
graves, quelquefois mortelles, survenues à la suite de l'ingestion de moules. Ces empoisonnements se présentent quelquefois isolément mais plus souvent sous forme d'épidémie.
L'un de nous a eu, tout récemment, à donner ses soins à un
homme de trente-cinq ans qui était tombé très malade à la suite
d'un repas du matin où il avait mangé des moules préparées
en sauce blanche. Les troubles qu'il présenta ont débuté
une heure après l'ingestion de ces moules et furent les suivants : congestion intense de la face, et rougeur sur toute
la surface cutanée, comme dans la rougeole; sur les
joues et le front taches congestives beaucoup plus colorées,
larges et irrégulières; sensation très incommode de pléni-
tude et de lourdeur de tête; vertige, palpitations cardiaques énergiques, dyspnée, adynamie très prononcée: sueurs
abondantes: vomissements et diarrhée abondante; sécheresse
des cavités buccales et pharyngienne: *démangeaisons aux pieds
et aux jambes*.

Tous ces troubles n'ont duré que six heures environ.

Ce qu'il y a eu de curieux dans ce cas c'est que la femme
et la fille du malade ont mangé des moules comme lui et
n'ont éprouvé aucun malaise.

En les préparant la cuisinière en a trouvé un certain
nombre qui lui ont paru être manifestement avariées et
qu'elle a retirées. Peut-être y en avait-il de semblables
dans le plat préparé, et dans la part du malade?

Cet homme paraît du reste, présenter une certaine sensibi-
ité pour les moules, car il y a quelques années, il a été pris
également après en avoir mangé, de troubles tout à fait semblables a ceux relatés ci-dessus, mais plus prononcés et plus
persistants. Toutefois, il est à noter, qu'entre ces deux

d'hui apprendre à connaître la plupart des éléments pathogènes figurés que le médecin est appelé à

intoxications il a souvent mangé des moules qui ne l'ont aucunement indisposé.

Etude d'une épidémie d'empoisonnements par les moules — Tout récemment *Virchow* a fait à la société de médecine berlinoise une relation du plus haut intérêt sur une épidémie d'empoisonnements du même genre.

Deux navires, apportèrent dans le bassin de radoub de Wilhemshaven une grande quantité de moules attachées à leurs flancs.

Les ouvriers chargés de la réparation de ces navires profitèrent de cette bonne aubaine et s'empressèrent de détacher les crustacés et de les emporter dans leurs familles.

Quelques heures après l'ingestion de ces funestes moules dix-neuf personnes tombèrent gravement malades (treize hommes, cinq femmes et un enfant). Quatre moururent : la première trois quarts d'heures après; trois autres quelques heures après.

Il est à noter que ces deux vaisseaux ne portaient pas de garniture de cuivre. On sait, en effet, que la toxicité des moules, a été attribuée quelquefois à cette dernière.

Troubles fonctionnels.— Les troubles fonctionnels consistèrent (même après l'ingestion de 5 à 6 moules) en : dents agacées, fourmillements et démangeaisons dans les mains et dans les pieds; sentiment d'oppression; excitation rappelant celle de l'ébriété; pouls 80-90; dilatation des pupilles, sans troubles de la vue; mouvements convulsifs dans les mains; grande faiblesse dans les membres inférieurs; refroidissement général; angoisse; oppression.

Ceux qui succombèrent conservèrent leur pleine connaissance jusqu'à la mort.

Ainsi on le voit cette observation présente de nombreux rapports avec celle citée plus haut.

Lésions. — Aux autopsies, Virchow constata les lésions suivantes : vaisseaux du grand épiploon gorgés de sang;

combattre. Dieu merci, nous n'en sommes plus réduits au grossier empirisme qui a régné jusqu'à

entérite, cœur ramolli, enfoncement en forme d'assiette sur la paroi du ventricule droit, rate très volumineuse, tout à fait hors de proportion avec la durée de la maladie, sur la coupe, follicules saillants et entourés d'un anneau très rouge; foie tacheté d'une façon particulière (infractus hémorrhagique, *hæmorrhagische infarcirung* de Virchow); vaisseaux et corpuscules du rein gorgés de sang; congestion du cerveau.

Les globules rouges conservèrent, pendant plusieurs jours, la propriété d'emmagasiner l'oxygène : Le sang devenait noir à l'abri de l'air, mais reprenait sa teinte rouge dès qu'on l'y exposait de nouveau.

Expériences.— Un certain nombre d'expériences furent faites directement avec les moules sur différents animaux : *chiens, chats, lapins, cobayes, poules, grenouilles*, etc. Tous moururent, même après avoir ingéré seulement 6 à 7 moules. Un chat devint très malade pour n'avoir fait que lécher une assiette qui contenait encore une très petite quantité de bouillon de moules.

Ce poison, qui comme on le voit est des plus énergiques, peut être extrait au moyen de l'alcool. Administré alors en injection sous-cutanée, il tue presque instantanément, à la façon du curare.

D'après M. *Salkowski*, qui a entrepris des recherches chimiques et toxicologiques sur le principe toxique de ces moules, l'extrait alcoolique serait le plus toxique : 1 à 2 centimètres cubes de cet extrait, renfermant seulement 5 milligrammes du principe toxique suffit pour tuer un animal de 1 kilogramme. L'intoxication ainsi obtenue rappelle tout à fait celle par le curare.

Cet extrait évaporé avec une goutte d'une solution de carbonate de soude, perd ses propriétés toxiques, fait qui porte à penser que la constitution de ce poison est bien de nature chimique. De plus, il prouve que ce poison est un alcaloïde volatil.

nos jours. Mais ne l'oublions pas, l'étude des phénomènes chimiques, comme je l'ai déjà fait remar-

Extraction des ptomaïnes. — M. Brieger a entrepris de son côté, au moyen de sa méthode, une série de recherches sur ces mêmes moules. Il en a isolé quatre substances :

1° Une substance non toxique.

2° Un corps, isolable par le chlorure de platine, qui produit une salivation énergique et de la diarrhée.

3° Une substance qui ne se combine qu'avec le chlorure de platine, fort difficile à isoler, et qu'il considère comme le *virus spécifique* des moules. Elle cristallise en tétraèdres, et semble se résinifier facilement au contact de l'air. Elle possède les propriétés caractéristiques du curare. Une seule goutte de solution, injectée à un cobaye, détermine l'accélération de la respiration, des crampes, et la mort subite après quatre minutes. Ce virus a une odeur désagréable qui devient perceptible quand on y ajoute un peu de potasse.

4° Un corps analogue au précédent, mais qui ne se présente que sous forme de sirop brun résineux.

M. Brieger classe ces deux dernières substances parmi les ptomaïnes.

Toutes ces recherches démontraient bien que les moules renfermaient un principe toxique des plus énergiques et pouvant être isolé.

Localisation du principe toxique dans les organes de la moule. — Un point du plus haut intérêt restait à éclaircir: Où se trouvait cette substance? Dans quelle partie de la moule se trouvait-elle localisée? C'est ce que M. Wolff entreprit d'élucider.

Il expérimenta avec l'espèce de « pied » en forme de langue qui fait saillie à la face abdominable de la moule, avec le manteau qui entoure le corps de la moule de tous les côtés, avec les organes génitaux. Aucune de ces parties ne produisit d'effet toxique. Un seul organe, le *foie*,

quer, doit avoir une part prépondérante dans l'étude des processus pathologiques, et c'est pour cela que le clinicien doit s'aider de tous les moyens de la chimie exacte. De cette façon il est possible, ainsi que je l'ai déjà dit ailleurs, que la médecine s'enrichisse d'une thérapeutique rationnelle, c'est-à-dire d'une thérapeutique spécifique dirigée contre un

détermina l'intoxication. M. Wolff conclut donc de là, que c'est dans cette partie de la moule que se localise le poison.

Origine de la toxicité des moules. — Quant à la cause qui rend les moules toxiques, les avis sont fort partagés. D'après quelques naturalistes, *Lomeyer* et les professeurs *Eilhard Schultze* et *von Martens* entre autres, cette toxicité serait une propriété normale d'une espèce spéciale, le *mytilus striatus*.

Mais, s'il en était ainsi, on connaîtrait son origine, son habitat dont on n'a encore aucune notion positive. Aussi, cette hypothèse est-elle peu admissible.

Une autre hypothèse semble plus près de la vérité. Elle consiste à rapporter la toxicité à un état pathologique particulier des moules de l'espèce ordinaire, peut-être même à une sorte d'intoxication accidentelle de la moule elle-même.

Les résultats des expériences entreprises par *Schmidtmann* dans la rade de Wilhemshaven semblent, en effet, plaider en faveur de cette dernière hypothèse.

Schmidtmann a pris, dans la rade de Wilhemshaven, des moules n'ayant absolument aucune propriété toxique, et les a déposées dans le bassin de radoub de cette localité. Après avoir vécu quelque temps dans ces conditions, ces moules possédaient des propriétés toxiques analogues à celles décrites plus haut. Mais si on retransportait les mêmes moules dans la rade d'où on les avait retirées, elles perdaient bientôt leurs propriétés vénéneuses. Cette expérience semble concluante.

(*Notes des traducteurs.*)

élément morbide spécifique. Nous savons, en effet, aujourd'hui que l'accumulation de certains produits de décompositions dues aux bactéries détermine directement la mort de ces bactéries.

DOCUMENTS ANALYTIQUES

Tous les dosages du carbone et de l'hydrogène ont été effectués dans le tube à combustion avec le chromate de plomb. Pour la détermination de l'azote j'ai employé le procédé de Dumas le plus souvent en me servant de l'appareil de Schwartz qui, comme on le sait, simplifie beaucoup l'opération. L'acide carbonique provenant d'un appareil générateur fut toujours dirigé à travers les tubes.

Les autres déterminations ont été faites d'après les méthodes usuelles.

PREMIÈRE PARTIE

I. — $0^{gr}2770$ de substance ont donné $0^{gr}3404$ $CO^2 = 33.91$ 0/0 de C et $0^{gr}2250$ de $H^2O = 9.02$ 0/0 de H.

II. — (D'après Dumas), $0^{gr}1842$ ont donné $V = 24.5$. T étant égal à 15.5 et $P = 765$; donc $Az = 15.66$ 0/0.

III. — $0^{gr}2,746$ de substance ont donné 0^{gr} 4.507 AgCl. Donc Cl = 40.6 0/0.

IV. — $0^{gr}.$ 2.986 de substance ont donné $0^{gr}2,986$ AglC. Donc Cl = 40.25 0/0.

V. — $0^{gr}6.150$ de substance ont donné $0^{gr}2.688$ CO^2 = 11,92 0/0 de C et $0^{gr}1.700$ de H^2O = 3.13 0/0 de II.

VI. — $0^{gr}6,068$ de substance ont donné $0^{gr}2,648$ de CO^2 = 11.90 0/0 de C et 0, 1,748 H^2O = 3.20 0/0 de H.

VII. — (D'après Dumas), $0^{gr}4.599$ de substance ont donné V = 21.9, T étant 16 et P 762. Donc Az = 5.5 0/0

VIII. — $0^{gr}3.558$ de substance ont donné $0^{gr}1,358$ de platine = $38^{gr}17$ 0/0.

IX. — $0^{gr}5,294$ de substance ont donné 0,2,015 de platine = 38,06 0/0.

X. — $0^{gr}2,196$ de substance ont donné 0,0952 CO^2 = 11,82 0/0 de C et 0, 0692 H^2O = 3,5 0/0 d'H.

XI. — (D'après Dumas), $0^{gr}3668$ de substance ont donné V = 17.6 T étant 15.5 et P 756. Donc Az = 5.5 0/0.

XII. — $0^{gr}2,714$ de substance ont donné $0^{gr}1,024$ de platine = 37.7 0/0.

XIII. — $0^{gr}4290$ de substance ont donné $0^{gr}1568$ de CO^2 = 9,96 0/0 de C et 0,1186 H^2O = 3.07 0/0 de H.

XIV. — $0^{gr}5011$ de substance ont donné $0^{gr}1.810$ de CO = 9,8 0/0 et 0,1508 H^2 O = 3,34 0/0 de H.

XV. = (D'après Dumas) $0^{gr}3588$ de substance ont donné V = 17.6, T étant 16.1 et P 751.5. Donc Az = 5.65 0/0.

XVI. — (D'après Dumas) $0^{gr}2694$ de substance ont donné V = 13.7, T étant 18 et P 751. Donc Az = 5,78 0/0.

XVII. — $0^{gr}3519$ de substance ont donné 0.1370 de platine = 38.93 0/0.

XVIII. — (D'après Dumas), $0^{gr}2646$ de substance ont donné V = 35.4, T étant 17.2 et P étant 762. Donc Az = 15.5 0/0.

XIX. — $0^{gr}2847$ de substance donnèrent 0,2164 de CO^2
= 20.72 0/0 de C et 0,1209 de H^2O = 4,7 0/0
= de H.

XX. — $0^{gr}3077$ de substance donnèrent $0^{gr}2357$ de
CO^2 = 20.86 0/0 de C et $0^{gr}1320$ de H^2O
= 4. 74 0/0 de H.

XXI. — (D'après Dumas et Schwartz) $0^{gr}2425$ de substance donnèrent V = 9.00 P étant 760 et T
= 15. Donc Az = 4.33 0/0.

XXII. — $0^{gr}3030$ de substance donnèrent $0^{gr}1017$ de
platine = 33.56 0/0.

XXIII. — $0^{gr}2910$ de substance donnèrent 0.0957 de platine = 3.62 0/0.

XXIV. — (Dumas-Schwartz) $0^{gr}2172$ de substance donnèrent V = 6. 2 Ccm, P = 754 et T = 20.
Donc Az = 3.24 0/0.

XXV. — $0^{gr}2183$ de substance donnèrent Au = 0,1013
= 46.40 0/0 d'Au.

XXVI. — $0^{gr}2188$ de substance donnèrent $0^{gr}1010$ d'Au
= 46,38 0/0 d'Au.

XXVII. — $0^{gr}2187$ de substance donnèrent $0^{gr}2970$ d'Ag Cl
= 33,65 0/0 de Cl.

XXVIII. — $0^{gr}7215$ de substance donnèrent $0^{gr}5080$ de CO^2
= 19.10/0 de C et $0^{gr}3012$ d'H^2O = 4,630 0 d'H.

XXIX. — $0^{gr}5103$ de substance donnèrent $0^{gr}3630$ de CO^2 =
$19^{gr}4$ 0/0 de C. et 0^{gr} 2115^{gr} de H^2O = 4.16 0/0
d'H.

XXX. — $0^{gr}2768$ de substance donnèrent $0^{gr}0926$ de platine = 33.45 0/0.

XXXI. — $0^{gr}2703$ de substance donnèrent $0^{gr}0906$ de platine = 33.50 0/0.

XXXII. — D'après Dumas) $0^{gr}1376$ de substance donnèrent V = 6.0 T = 75.9 et P = 755. Donc Az
= 5.2 0/0.

XXXIII. — $0^{gr}2301$ de substance donnèrent $0^{gr}0727$ de platine = 31.59 0/0.

XXXIV. — $0^{gr}2070$ de substance donnèrent $0^{gr}0625$ de
de platine = 31.93 0 0.

XXXV. — $0^{gr}2081$ de substance donnèrent $0^{gr}0661$ de platine = 31.76 0/0.

XXXVI. — $0^{gr}2037$ de substance donnèrent $0^{gr}0734$ de platine $= 36.03$ 0/0.

XXXVII — $0^{gr}2560$ de substance donnèrent $V = 17.8$ P étant $= 760$ et $T = 23.5$. Donc $Az = 7.81$ 0/0.

XXXVIII. — $0^{gr}1517$ de substance donnèrent $0^{gr}0589$ de platine $= 38.82$ 0/0.

XXXIX. — $0^{gr}2284$ de substance donnèrent $0^{gr}0883$ de platine $= 38.64$ 0/0.

XL. — (Dumas-Schwartz) $0^{gr}2544$ de substance donnèrent $V = 13.20$, $P = 759$ et $T = 27$. Donc $Az = 5.69$ 0/0.

XLI. — (Dumas-Schwartz) $0^{gr}2869$ de substance donnèrent $V = 14.4$; $P = 760$ et $T = 25$ donc Az 5.58 0/0.

XLII. — $0^{gr}4738$ de substance donnèrent $CO^2 = 0^{gr}2009 = 11.55$ 0/0 de C et $H^2O = 0^{gr}1307 = 3.66$ 0/0 de H.

XLIII. — $0^{gr}1923$ de substance donnèrent $0^{gr}0803$ de platine $= 47.75$ 0/0.

XLIV. — $0^{gr}3094$ de substance donnèrent $0^{gr}1301$ de platine $= 42.04$ 0/0.

XLV. — (Dumas-Schwartz) $0^{gr}3382$ de substance donnèrent $V = 18$; $P = 762$ et $T = 24$. Donc $Az = 5.97$.

XLVI. = $0^{gr}4372$ de substance donnèrent $CO^2 = 0^{gr}0777 = 4.90$ 0/0 de C et $H^2O = 0^{gr}0864 = 2.20$ 0/0 de H.

XLVII. — $0^{gr}2147$ de substance donnèrent $0^{gr}0890$ de platine $= 41.46$ 0/0.

XLVIII. — $0^{gr}1948$ de substance donnèrent $0^{gr}0813$ de platine $= 41.74$ 0/0.

XLIX. = (Dumas-Schwartz), $0^{gr}2810$ de substance donnèrent $V = 14.8$; P étant $= 757.6$ et $T = 22.5$. Donc $Az = 5.94$ 0/0.

L. — $0^{gr}2310$ de substance donnèrent $0^{gr}0699$ de platine $= 30.26$ 0/0.

LI. — (Dumas-Schwartze) $0^{gr}4706$ de substance donnèrent $V = 17.8$; $P. = 762$ et $T = 18$. Donc $Az = 4.36$ 0/0.

LII. — (Dumas-Schwartz) $0^{gr}3900$ de substance donnèrent : $V = 15$ $P = 765$ et $T = 21$. Donc $Az = 4.33$ 0/0.

LIII. — $0^{gr}5051$ de substance donnèrent $CO^2 = 0^{gr}3865 = 20.86$ 0/0 et $H^2O = 0^{gr}2123 = 4.67$ 0/0.

LIV. — $0^{gr}1731$ de substance donnèrent $0^{gr}0486$ de platine $= 28.09$ 0/0.

LV. — $0^{gr}1562$ de substance donnèrent $0^{gr}0439$ de platine $= 28.10$ 0/0.

LVI. — (Dumas-Schwartz) 0.2772^{gr} de substance donnèrent $V = 10.4$. $P = 771.5$ et $T = 25$. Donc $Az = 4.23$ 0/0.

LVII. — $0^{gr}2811$ de substance donnèrent CO^2 $0^{gr}2403 = 23.30$ 0/0 de C et $H^2O = 0^{gr}1381 = 5.46$ 0/0 de H.

LVIII. — $0^{gr}3717$ de substance donnèrent $CO^2 = 0^{gr}3200 = 23.41$ 0/0 de C et $H^2O = 0^{gr}1765 = 5.30$ 0/0 de H.

LIX. — $0^{gr}2667$ de substance donnèrent $0^{gr}0864$ de platine $= 32.30$ 0/0.

LX. — $0^{gr}1135$ de substance donnèrent $0^{gr}0438$ de platine $= 38.58$ 0/0.

LXI. — (Dumas-Schwartz) $0^{gr}3046$ de substance donnèrent $V = 15.4$. $P = 762$ et $T = 22$. Donc $Az = 5.64$ 0/0.

LXII. — $0^{gr}2180$ de substance donnèrent $0^{gr}0810$ de platine $= 37.15$ 0/0.

LXIII. — $0^{gr}1453$ de substance donnèrent $0^{gr}0560$ de platine $= 38.54$ 0/0.

LXIV. — (Dumas-Schwartz) ; $0^{gr}1100$ de substance donnèrent $V = 5.60$. $P = 761.5$ et $T = 20.5$. Donc $Az = 5.80$ 0/0.

LXV. — $0^{gr}1425$ de substance donnèrent $0^{gr}0562$ de platine $= 39.43$ 0/0.

LXVI. — (Dumas-Schwartz) $0^{gr}2641$ de substance donnèrent $V = 13.2$. $P = 761$ et $T = 20$. Donc $Az = 5.71$.

LXVII. — $0^{gr}2066$ de substance donnèrent $0^{gr}0811$ de platine $= 39.25$ 0/0.

LXVIII. — (Dumas-Schwartz) $0^{gr}3143$ de substance donnèrent $V = 15.4$. $P = 765.5$ et $T = 23.5$. Donc $Az = 5.55$ 0/0.

LXIX. — $0^{gr}1278$ de substance donnèrent $0^{gr}0489$ de platine $= 38.26$ 0/0.

LXX. — $0^{gr}1798$ de substance donnèrent $0^{gr}0682$ de platine $= 38.48$ 0/0.

LXXI. — $0^{gr}1879$ de substance donnèrent $0^{gr}0697$ de platine $= 37.10$ 0/0.

LXXII. — $0^{gr}2642$ de substance donnèrent $0^{gr}0829$ de platine $= 31.38$ 0/0.

LXXIII. — $0^{gr}2657$ de substance donnèrent $0^{gr}0898$ de platine $= 33.91$ 0/0.

LXXIV. — $0^{gr}2016$ de substance donnèrent $0^{gr}0678$ de platine $= 33.63$ 0/0.

LXXV. — $0^{gr}2091$ de substance donnèrent $0^{gr}0708$ de platine $= 33.86$ 0/0.

LXXVI. — $0^{gr}2053$ de substance donnèrent $V = 10$ P ; 762 et $T = 25.7$. Donc $Az = 5.42$ 0/0.

LXXVII. — $0^{gr}2183$ de substance donnèrent $0^{gr}0841$ de platine $= 38.52$ 0/0.

LXXVIII. — $0^{gr}2072$ de substance donnèrent $0^{gr}0660$ de platine $= 31.85$ 0/0.

DEUXIÈME PARTIE

I. — $0^{gr}3029$ de substance donnèrent $0^{gr}1520$ de $CO^2 = 13.66\ 0/0$ de C. et $0^{gr}0910$ de $H^2O = 3.34\ 0/0$ d'H.

II. — $0^{gr}1242$ de substance donnèrent $V = 3.5$ pour $P = 765.5$ et $T = 22$. Par suite $Az = 3.18\ 0/0$.

III. — $0^{gr}1454$ de substance donnèrent $0^{gr}0650$ d'Au $= 44.30\ 0/0$.

IV. — $0^{gr}2216$ de substance donnèrent $0^{gr}0973$ d'Au $= 44.53\ 0/0$.

V. — $0^{gr}1060$ de substance donnèrent $0^{gr}0400$ de Pt $= 38.16\ 0/0$.

VI. — $0^{gr}2620$ de substance donnnèrent $0^{gr}1300$ d'Au $= 50\ 0/0$.

VII. — $0^{gr}5191$ de substance donnèrent $0^{gr}1971$ de CO. $= 7.45\ 0/0$ de C. et 0.1173 d'$H^2O = 2.51\ 0/0$ d'H^2

VIII. — $0^{gr}1830$ de substance donnèrent $0^{gr}0810$ d'Au $= 44.26\ 0/0$.

IX. — $0^{gr}2100$ de substance donnèrent $0^{gr}2810$ de $CO^2 = 36.50\ 0/0$ de C. et $0^{gr}0729$ d'$H^2O = 3.86\ 0/0$ d'H.

X. — $0^{gr}1885$ de substance donnèrent $V = 33.8$ pour $P = 756$ et $T = 21$. Par sutie $Az = 20.27\ 0/0$.

XI. — $0^{gr}1556$ de substance donnèrent $V = 27.2$ pour $P = 764$ et $T = 18$. Par suite $Az = 20.24\ 0/0$.

XII. — $0^{gr}2005$ de substance donnèrent $V = 51.70$ pour $P = 754$ et $T = 17.5$. Par suite $Az = 20.40\ 0/0$.

XIII. — $0^{gr}1253$ de substance donnèrent $0^{gr}0556$ d'Au $= 44.51\ 0/0$.

XIV. — $0^{gr}1275$ de substance donnèrent $0^{gr}0633$ d'Au
$= 49.64\ 0/0$.

XV. — $0^{gr}1983$ de substance donnèrent $0^{gr}0992$ d'Au
$= 50.04\ 0/0$.

XVI. — $0^{gr}2880$ de substance donnèrent $0^{gr}1447$ d'Au
$= 50.24\ 0/0$.

XVII. — 0.1846 de substance donnèrent $0^{gr}0704$ de Pt
$= 38.37\ 0/0$.

XVIII. — $0^{gr}2893$ de substance donnèrent $V = 13.4$ pour
$P = 765$ et $T = 13.5$ et par suite $Az =$
$5.49\ 0/0$.

XIX. — $0^{gr}6395$ de substance donnèrent $0^{gr}2730$ de CO_2
$= 11.70\ 0/0$ de C et $0^{gr}1954$ d'$H_2O = 3.58\ 0/0$
d'H.

XX. — $0^{gr}2563$ de substance donnèrent $V = 7$ pour
$P = 763$ et $T = 18$ et par suite $Az =$
$3.16\ 0/0$.

XXI. — $0^{gr}3027$ de substance donnèrent 0.1152 de Pt
$= 38.05\ 0/0$.

XXII. — $0^{gr}1893$ de substance donnèrent $0^{gr}0951$ d'Au
$= 50.23\ 0/0$.

XXIII. — $0^{gr}3013$ de substance donnèrent $0^{gr}1517$ d'Au
$= 50.44\ 0/0$.

XXIV. — $0^{gr}3288$ de substance donnèrent $0^{gr}1654$ d'Au
$= 50.30\ 0/0$

XXV. — $0^{gr}1904$ de substance donnèrent $0^{gr}0943$ de Pt
$= 49.52\ 0/0$.

XXVI. — $0^{gr}2872$ de substance donnèrent $V = 50.2$
pour $P = 763.5$ et $T = 16$. Par suite $Az =$
$20.40\ 0/0$.

XXVII. — $0^{gr}2766$ de substance donnèrent $0^{gr}1053$ de Pt
$= 38.06\ 0/0$.

XXVIII. — $0^{gr}2900$ de substance donnèrent $0^{gr}1102$ de Pt
$= 38\ 0/0$.

XXIX. — $0^{gr}4225$ de substance donnèrent $0^{gr}1833$ de CO_2
$= 11.76\ 0/0$ de C et $0^{gr}1270$ d'$H_2O =$
$3.34\ 0/0$ d'H.

XXX. — $0^{gr}4552$ de substance donnèrent $V = 21.2$
pour $P = 756$ et $T = 15$ et par suite Az
$= 5.40\ 0/0$.

XXXI. — $0^{gr}2308$ de substance donnèrent $0^{gr}1158$ d'Au = 50.17 0/0.

XXXII. — $0^{gr}4221$ de substance donnèrent $0^{gr}1206$ de CO^2 = 7.79 0/0 de C et $0^{gr}0895$ d'H^2O = 2.35 0/0 d'H.

XXXIII. — $0^{gr}4513$ de substance donnèrent $0^{gr}1275$ de CO^2 = 7.75 0/0 de C et $0^{gr}0959$ d'H^2O = 2.36 0/0 d'H.

XXXIV. — $0^{gr}3054$ de substance donnèrent V = 9.6 pour P = 748 et T = 15 et par suite Az = 3.63 0/0.

XXXV. — $0^{gr}2360$ de substance donnèrent $0^{gr}0923$ de Pt = 39.50 0/0.

XXXVI. — $0^{gr}4003$ de substance donnèrent V = 19.6 pour P = 756 et T = 16 et par suite Az = 5.76 0/0.

XXXVII. — $0^{gr}1889$ de substance desséchée à 110° donnèrent $0^{gr}0973$ d'Au = 51.50 0/0.

XXXVIII. — $0^{gr}2498$ de substance donnèrent $0^{gr}0950$ de Pt = 38.03 0/0.

XXXIX. — $0^{gr}4069$ de substance desséchée à 110° perdirent $0^{gr}0213$ d'H^2O = 4.29 0/0.

XL. — $0^{gr}1466$ de substance desséchée à 110° perdirent $0^{gr}0064$ d'H^2O = 4.18 0/0.

XLI. — $0^{gr}1713$ de substance donnèrent $0^{gr}0881$ d'Au = 51.43 0/0.

XLII. — $0^{gr}4714$ de substance donnèrent $0^{gr}1085$ de CO^2 = 6.27 0/0 de C et $0^{gr}0884$ d'H^2O = 2,08 0/0 d'H.

XLIII. — $0^{gr}4450$ de substance donnèrent $0^{gr}1028$ de CO^2 = 6.30 0/0 de C et $0^{gr}0859$ d'H^2O = 2.14 0/0 d'H.

XLIV. — $0^{gr}5019$ de substance donnèrent $0^{gr}1170$ de CO^2 = 6.37 0/0 de C et $0^{gr}0921$ de H^2O = 2.03 0/0 d'H.

XLV. — $0^{gr}3876$ de substance donnèrent V = 12.4 pour P = 752 et T = 14.5. Par suite Az = 3,67 0/0.

XLVI. — $0^{gr}2120$ de substance donnèrent $0^{gr}0834$ de Pt = 39.34 0/0.

XLVII. — $0^{gr}5000$ de substance donnèrent $0^{gr}2057$ de CO^2 = 10.01 0/0 de C et $0^{gr}1478$ de H^2O = 2.93 0/0. H

XLVIII. — $0^{gr}2866$ de substance donnèrent V = 13.8 pour P = 7,56 et T = 15.8, c'est-à-dire Az = 554. 0/0

XLIX. — $0^{gr}1632$ de substance donnèrent $0^{gr}0674$ de Pt = 41.30 0/0.

L. — $0^{gr}2251$ de substance donnèrent $0^{gr}2438$ de CO^2 = 29.54 0/0 de C et $0^{gr}1898$ de H^2O = 9.00 0/0. d'H.

LI. — $0^{gr}1741$ de substance donnèrent V = 26.4 pour P = 760 et T = 19, c'est-à-dire 17.40 0/0 d'Az.

LII. — $0^{gr}2208$ de substance donnèrent $0^{gr}1138$ d'Au = 51.53 0/0.

LIII. — $0^{gr}2030$ de substance donnèrent $0^{gr}1026$ d'Au = 50,54 0/0.

LIV. — $0^{gr}2223$ de substance donnèrent $0^{gr}0845$ de Pt = 38.01 0/0.

LV. — $0^{gr}4522$ de substance donnèrent $0^{gr}1957$ de CO^2 = 11.80 0/0 de C et $0^{gr}1390$ d'H^2O = 3 41 0/0 d'H.

LVI. — $0^{gr}4507$ de substance donnèrent V = 21.2 pour T = 21 et P = 761 et par suite Az = 5.35 0/0.

LVII. — $0^{gr}1528$ de substance donnèrent $0^{gr}0592$ de Pt = 38.74 0/0.

LVIII. — $0^{gr}3856$ de substance donnèrent $0^{gr}1532$ de CO^2 = 10.83 0/0 de C et $0^{gr}1122$ d'H^2O = 3 23 0/0 d'H.

LIX. — $0^{gr}2868$ de substance donnèrent 01058 de Pt = 36.88 0/0.

LX. — $0^{gr}3528$ de substance donnèrent $0^{gr}130$ de Pt = 36.83 0/0.

LXI. — $1^{gr}9912$ de substance donnèrent 1.570 de HS = 67.97 de 0/0 Hg.

LXII. — $2^{gr}6893$ de substance donnèrent $2^{gr}1238$ de Hg S = 68.07 0/0 Hg.

LXIII. = $1^{gr}9880$ de substance donnèrent $1^{gr}5693$ de HgS = 68.03 0/0 d'Hg.

LXIV. — $2^{gr}3300$ de substance chauffée avec de la chaux sodée donnèrent $1^{gr}5775$ de mercure métallique = 67.70 0/0 d'Hg.

LXV. — $0^{gr}2047$ de substance donnèrent $0^{gr}3876$ de CO^2 = 40.07 0/0 de C et $0^{gr}1292$ d'H^2O = 5.42 0/0 d'H.

LXVI. — $0^{gr}1898$ de substance donnèrent V = 27.2 pour P = 768 et T = 19, et par suite Az = 16.64 0/0.

LXVII. — $0^{gr}2729$ de substance desséchée à 110° — 120° perdirent $0^{gr}0450$ d'H^2O = 16.48 0/0 et donnèrent ensuite $0^{gr}0902$ de SIn c'est-à-dire 26.50 0/0 de Zn.

LXVIII. — $0^{gr}2223$ de substance donnèrent $0^{gr}0923$ d'Au = 41.92 0/0.

LXIX. — $0^{gr}1851$ de substance donnèrent $0^{gr}0777$ d'Au = 41.97 0/0.

LXX. — $0^{gr}3362$ de substance donnèrent $0^{gr}1980$ de de CO^2 = 16.06 0/0 de C et $0^{gr}1108$ d'H^2O = 3.66 0/0 d'H.

LXXI. — $0^{gr}1849$ de substance donnèrent $0^{gr}0609$ de Pt = 32.93 0/0.

BIBLIOGRAPHIE

Nencki. Ueber die Zersetzung der Gelatine und des Eiweisses bei der Fäulniss mit Pancreas. Bern 1876.

— Zur Geschichte der basischen Fäulnissproducte. Journ. f. praktische Chemie. Bd. 26. S. 47 (Jahrg. 1882).

Husemann, Arch. f. Pharmacie. Bd. 216. 3. Heft. 1881.

— Ebendaselbst. Bd. 217. 5. Heft. 1880.

—   »   Bd. 219. 3. und 4. Heft. 1881.

—   »   Bd. 220. 4, Heft. 1881.

—   »   Bd. 221. 6 Heft. 1883.

—   »   · Bd. 222. 14. Heft. 1884.

Gussenbauer, Septhaemie, Pyohaemie und Pyosepthaemie. Stuttgart 1882. F. Enke.

Dragendorf, Die gerichtlich chemische Ermittelung der Gifte etc. St. Petersburg 1876.

Graebner, Beiträge zur Kenntniss der Ptomaine. Dorpat 1882.

Kobert, Jahrbücher der in- und ausländischen gesammten Medicin. Bd. 201. S. 1. 1884.

Panum, Bidrag til Laeren om den saalnelette eller septisce Infection. Bibliothek of for Laegar 1856.

— Das putride Gift, die Bacterien, die putride Infection oder Intoxication und die Septicaemie. Virchow's Arch. Bd. 60. S. 301. 1874.

Weber, O., Deutsche Klinik. 1864. No. 48—51 und 1865. No. 2—8.

Hemmer, Experimentelle Studien über die Wirkung faulender Stoffe auf den thierischen Organismus. München 1866.

SCHWENNINGER, Ueber die Wirkung faulender organischer Substanzen. München 1866.

STICH, Charité-Annalen. 1853.

THIERSCH, Pathologisch-anatomische Beobachtungen über Pyaemie nebst kritischen Bemerkungen über die Theorie der Pyaemie. München 1849.

BENCE JONES u. DUPRÉ. Pharmaceutische Centralhalle. XVI, No. 10 und Zeitschr. f. Chemie u. Pharm. 1866.

BERGMANN, Das putride Gift und die putride Infection. I Abth. Heft 1. Dorpat 1868.

BERGMANN u. SCHMIEDEBERG, Centralbl. f. d. medic. Wissensch. 1868. No. 62.

ZUELZER u. SONNENSCHEIN, Berl. klin. Wochenschr. 1869. No. 12.

RÖRSCH u. FASSBENDER, Ber. d. deutsch. chem. Gesellsch. S. 1064.

SCHWANERT. Ber. d. deutsch. chem. Gesellsch. VII S. 1322.

HAGER. Pharmaceut. Centralhalle. XVI No. 8.

LIEBERMANN, L., Ber. d. deutsch. chem. Gesellsch. IX. S. 152.

OTTO, J., Andeutung zur Ausmittelung von Giften. 5. Aufl. Braunschweig 1875. Bearbeitet von Dr. R. Otto.

BROUARDEL u. BOUTMY, Annales d'hygiène publique et de med. légale. III. Série. Tome IV. p. 335.

WOLCKENHAAR, Correspondenzblatt des Vereins analyt. Chem. Jahrgang 1. 1878.

MORIGGIA u. BATTISTINI, Gazz. clinic. ital. 1875, Ber d. deutsch. chem. Gesellsch. 1876.

SELMI, Sulle ptomaine ad alkaloidi cadaverici etc. Bologna 1878. cf. Ber. d. deutsch. chem. Gesellsch. 1873. S. 142; 1875. S. 1198; 1876. S. 195 u. 197; 1878. S. 808 u. 1838; 1879. S. 279; 1880. S. 206.

BRUGNATELLI u. ZENONI, Journal de med. et chimie. T. XXVIII. 4. Série. p. 41.

CORTEZ cf. Dragendorff's Jahresb. 1878. S. 615.

KÖRBRICH, Chem. Zeitung. V. S. 196. 1882.

COPPOLA Gazz. clinic. XII. p. 511. 1883.

BÉCHAMP, Comptes rendus. T. 94. p. 973.

GAUTIER, Journal de l'anat. et phys. T. 17. p. 333.

BOCCI, Med. Centralbl. 1882.

SCHIFFER, Deutsche med. Wochenschr. 1883.

GUARESCHI u. Mosso, Arch. ital. di Biologie. 1883.

BRIEGER, Zeitschr. f. physiol. Chemie. Bd. VII. S. 274; Verhandl. d. phys. Gesellsch. zu Berlin. Jahrg. 1882—1883; Ber. d. deutsch. chem. Gesellsch. XXVI. S. 1186, 1405; XVII. S. 415 u. 1437.

WILLGEROT, Ueber Ptomaine. Freiburg i. B. 1883.

MAAS, Fortschritte d. Med 1883. S. 473.

SALKOWSKI, E. u. II , Ber. d. deutsch. chem. Gesellsch. S. 1191.

SCHMIEDEBERG u. KOPPE, Das Muscarin. Liepzig 1869.

HARNACK, Arch. f. exper. Pathol. u. Pharmak. IV. Bd. S. 168.

SCHMIEDEBERG u. HARNACK, Arch. f. exper. Pathol. u. Pharmak. VI. Bd. S. 101.

LIEBREICH, Annalen d. Chem. u. Pharm. Bd. 134. S. 29 u. Ber d. deutsch. chem. Gesellsch. Bd. 2. S. 45.

BAEYER, Annalen d. Chem. u. Pharm. Bd. 140. S. 306 u. Bd. 142 S. 322.

STRECKER, Annalen d. Chem. u, Pharm. Bd. 123. S. 353.

HOPPE-SEYLER, Handbuch der phys. und pathol. chemisch. Analyse, V. Ausgabe.

DIAKONOW, Tübinger med.-chem. Unters. Heft 2. 1867. Heft 3. 1868 im Cbl f. med. Wissensch. 1868. No. 1, 7. u. 28.

WURTZ, Annalen d. Chem. u. Pharm. Suppl. 6. S. 116 u. 197.

CLAUSE u. LUCHSINGER, Fortschritte der Medicin. Bd. 2. S. 276.

WEFERS, II., Betting und W. J. L. van Dissel. Nieuw Tijdschr. voor Pharm. Nederl. Févr. 1884; Ber. d. deutsch. chem. Gessllsch. 1884. S, 379.

HAITINGER, Monatsblatt f. Chemie. III. S. 688.

GUARESCHI u. MONARI, Riv. di Chim. Vol. II. F. 3. p. 190. 1884.

CLOËZ, Journal f. prakt. Chemie. 1853. S. 468.

HOFMANN, Ber. d. deutsch. chem. Gesellsch. Bd. IV. S. 666.

GUARESCHI et Mosso. — Ber. d. deutsch. chem. Gesellsch. 1876. S. 497.

SOMENCHEIN et ZÜLZER, Berl. Klin. Wochensch. 1889. p. 123.

SELMI. Alcaloidi venefici esostanza amiloide dall'albumina in puirefazione. Roma 1879.

SPICA, Ber. d. deutsch. chem. Geselisch. XIV. S. 274.

BRIEGER. Ueber Ptomaine. Berlin. Hirschwald 1885 ; Zeitschr. für physiol. Chemie. III. 135 u. IX. S. 1; Zeitschr. für klin. Med. III. Heft 3. S. 24.

BOCKLISCH, Ber. d. deutsch. chem. Gesellsch. XVIII. S. 86.

BAUMANN, Zeitschr, f. physiol. Chemie. I. S. 60.

JEANNERET, Untersuchungen über die Zersetzung von Gelatine und Eiweiss durch die geformten Pankreasfermente bei Luftausschluss. Liepzig 1877.

ODERMATT. Zur Kenntniss der Phenolbildung. Inaugural-Dissertation Bern 1878.

EHRLICH. Das Sauerstoffbedürfniss des Organismus. Berlin. Hirschwald 1885.

METSCHNIKEFF, Virchow's Arch. 96.

OGSTON, British med. journ. 1881.

ROSENBACH, Mikroorganismen bei den Wundinfectionskrankheiten des Menschen. Wiesbaden. Bergmann 1884.

PASSET, Fortschritte der Medicin. III. S. 33. u. 68.

KOCH, Mittheilungen aus dem Kaiserl. Gesundheitsamt. 1. Bd. 1881.

EBERTH, Virchow's Archiv. Bd. 81.

A. VILLIERS, Sur la formation des ptomaïnes dans le choléra, comptes rendus de l'Acad. des Sciences n. du 12 janvier 1885, p 91.

V. ANREP. L'Intoxication par les ptomaïnes. Archives slaves de biologie, 15 mars 1886 p. 341.

A. VILLIERS. Sur la formation des alcaloïdes dans les maladies. comptes rendus de l'Acad. des Sciences, numéro du 20 avril 1885. p. 1078 et sur les urines pathologiques. numéro du 11 mai 1885. p. 1246.

LE BON, Genèse du choléra dans l'Inde et action des ptomaïnes volatiles. Académie des sciences, 21 septembre 85.

G. POUCHET, Sur les modifications qui se produisent dans la composition chimique de certaines humeurs sous l'influence du choléra épidémique. Académie des Sciences, 26 janvier 1885.

Bouchard, Sur les variations de la toxicité urinaire pendant la veille et pendant le sommeil. Académie des sciences, 29 mars 1886.

Gautier u. Étard, Comptes rendus. 94. p. 1601.

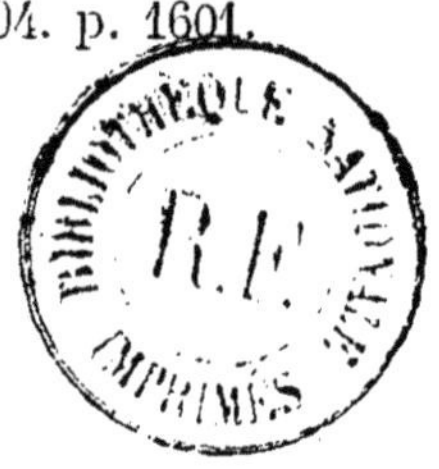

FIN

TABLE DES MATIÈRES

SECONDE PARTIE

FIN DE LA TABLE DES MATIÈRES

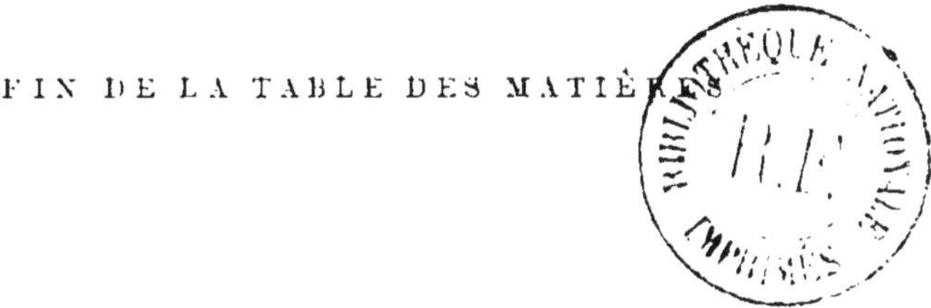

ASNIÈRES. — IMPRIMERIE LOUIS BOYER ET Cⁱᵉ, 7, RUE DU BOIS.